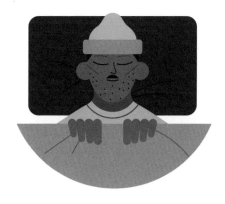

수면의 과학

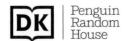

수면의 과학

발행일 2022년 1월 20일 초판 1쇄 발행
2022년 9월 1일 초판 2쇄 발행
지은이 헤더 다월-스미스
옮긴이 김은지
발행인 강학경
발행처 시그마북스
마케팅 정제용
에디터 최연정, 최윤정
디자인 김문배, 강경희

등록번호 제10-965호
주소 서울특별시 영등포구 양평로 22길 21 선유도코오롱디지털타워 A402호
전자우편 sigmabooks@spress.co.kr
홈페이지 http://www.sigmabooks.co.kr
전화 (02) 2062-5288~9
팩시밀리 (02) 323-4197
ISBN 979-11-91307-83-2 (03510)

First published in Great Britain in 2021 by Dorling Kindersley Limited DK,
One Embassy Gardens, 8 Viaduct Gardens, London, SW11 7BW

The authorised representative in the EEA is Dorling Kindersley Verlag GmbH.
Arnulfstr. 124, 80636 Munich, Germany

Text copyright © Heather Darwall-Smith 2021
Artwork copyright © Owen Davey 2021
A Penguin Random House Company
10 9 8 7 6 5 4 3 2 1
001-320995-Jun/2021

DISCLAIMER see page 224

A CIP catalogue record for this book is available from the British Library.
ISBN: 978-0-2414-5857-0

Printed and bound in China

For the curious
www.dk.com

MIX
Paper | Supporting
responsible forestry
FSC® C018179
www.fsc.org

This book was made with Forest Stewardship
Council® certified paper – one small step in
DK's commitment to a sustainable future.
For more information go to
www.dk.com/our-green-pledge

the
SCIENCE
of
SLEEP

수면의 과학

헤더 다월-스미스 지음 | **김은지** 옮김

시그마북스
Sigma Books

차례

몸과 마음

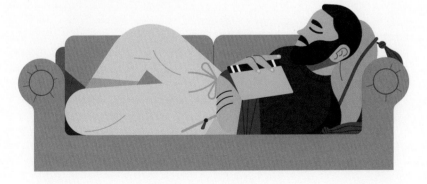

수면 환경

수면에 문제가 생겼을 때

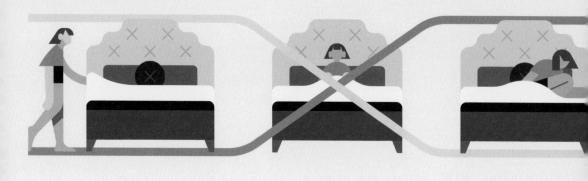

시작하며

나는 수면이라는 주제가 매우 흥미로웠다. 무언가를 '놓는' 가장 궁극적인 행위이기 때문이다. 그런데 우리는 수면을 너무나도 당연하게 여긴다. 물론, 아무 일도 없을 때까지만. 그러다가 쉽게 잠들지 못하게 된 순간부터 수면은 아무리 노력해도 결실을 맺지 못하는 헛수고가 되어버리고, 뒤쫓을수록 멀리 달아나버린다. 완벽한 수면에 대한 강박관념은 오히려 편안한 잠자리를 방해할 뿐이다.

내가 수면 심리치료사로서 상담하는 방식은 다음과 같다. 환자에게 수면의 질을 높이는 여러 방법을 응용한 다음, 어떤 전략이 어떻게 그리고 왜 효과적이었는지 정확하게 설명하도록 하는 것이다. 나는 모든 사람이 수면에 대한 이러한 지식을 알고 있어야 한다고 굳게 믿는다. 이것이 이 책을 쓰기로 결심한 이유다.

물론 인간은 누구나 잠을 자도록 생물학적으로 설계되어 있다. 수면 본능을 방해하는 장애물을 제거하는 과정을 통해 우리는 각자 수면을 우선시하고 자발적으로 잠드는 습관을 되찾는 방법을 모색한다.

이 책은 수면이라는 주제를 더욱 정확하게 이해하고자 하는 사람들을 위한 길잡이다. 이를 위해 수면을 둘러싼 각종 잡다한 주장과 이야기는 걸러낼 것이다. 잘못된 지식은 오해를 불러일으키는 데다 때때로 해롭기까지 하다.

먼저 수면이 무엇이고 어떤 원리로 이루어지는지 등의 기초 지식을 함께 살펴본 후, 내가 일터에서 매일같이 받는 질문들을 토대로 수면에 관한 가장 중요한 이슈들을 자세하게 파헤칠 것이다. 신체적 건강과 정신적 건강, 나이, 생활방식, 수면 환경 등 수면의 질과 양에 영향을 미치는 여

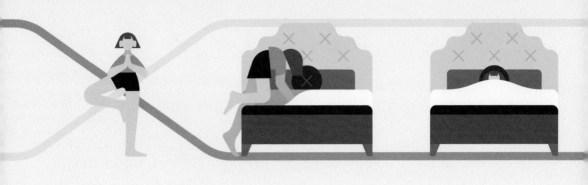

러 요소들이 섹션별로 있어 이해하기 쉬울 것이다.

수면 과학은 인간 생태의 모든 면과 맞닿아있는 역동적이고 포괄적인 분야이다. 우리가 수면이라는 거대한 미스터리를 푸는 동안에도 끊임없이 새로운 사실들이 발견되는 중이다. 나 역시 매일 의뢰인을 대할 때 최신 연구 결과를 활용할 수 있도록 공부를 게을리하지 않고 있다.

어쩌면 내가 여러분에게 전달하고자 하는 가장 중요한 메시지는 바로 완벽하게 온전한 잠을 자는 사람은 없으며, 그래도 괜찮다는 것이다. 여러분이 손가락의 지문만큼이나 고유한 자신만의 수면 프로필을 이해하고 조절하도록 돕는 것이, 내가 이 책을 쓰는 궁극적인 목표다. 수면은 건강과 웰빙이라는 퍼즐에서 없어서는 안 될 중요한 조각이다. 햇빛을 적절하게 쐬고 활동적으로 생활하며 스트레스를 줄이고 좋은 식습관을 유지한다면, 충분히 자신의 힘으로 잘 자는 방법을 터득할 수 있을 것이다.

오늘도 편안하게 좋은 꿈을 꾸기를 바라며,

Heather Darnell-Smith

헤더 다월-스미스

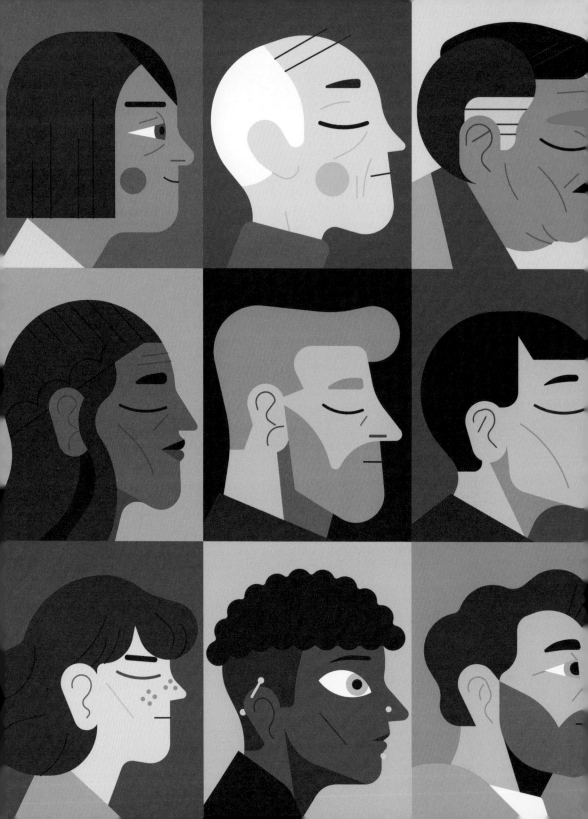

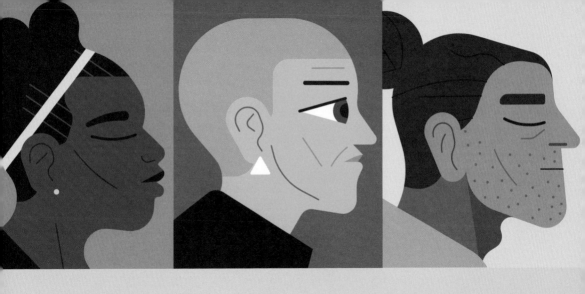

수면의 기초

왜, 그리고 어떻게 잠을 자는지에 관한 새로운 사실들이 매일 발견되고 있다.
과학자들이 찾아낸 모든 사실들을 종합해보면 한 가지 결론에 도달한다. 바로 단순한 기능처럼
보이는 수면이 사실은 우리 건강과 웰빙의 가장 중심에 위치하고 있다는 점이다.

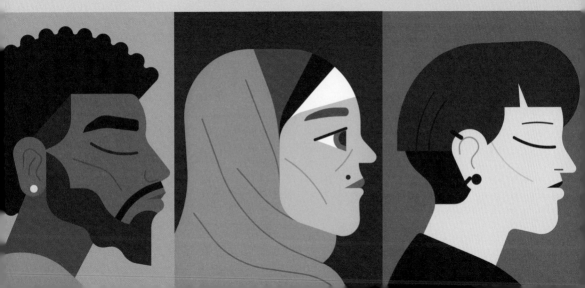

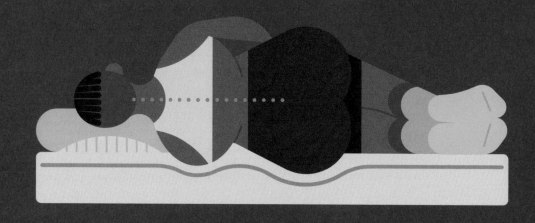

수면에 관한 가장 단순한 사실

수면에 대해 아직도 우리가 모르는 부분이 많다. 그래서 수면이 정확히 무엇인지,
또 왜 필요한지를 완벽하게 이해하기란 어려울지도 모른다는 생각이 들기 쉽다.
수면을 둘러싼 이런저런 이야기를 걷어내고 단순 명료한 과학적 사실들에 집중한다면,
우리의 생존에 없어서는 안 될 수면이라는 과정을 잘 이해하는 데 도움이 될 것이다.

수면은 무엇이고 왜 필요할까?

수면에 대한 과학적 사실들이 발견되기 시작한 것은 최근의 일이다. 그런 점에서 수면은
참 놀랍고 신기하다. 우리가 살면서 대부분의 시간을 자는 데 할애하는 것을 보면 수면은
생물학적으로 중요한 행위이다.

잠을 잘 때 우리는 의식과 무의식 중간의 특정 상태에 놓이게 된다. 몸은 편안하지만 뇌는 여전히 활성화되어 활발하게 움직인다. 수면은 우리가 생존하는 데 필수적인 행위로, 여러 생물학적 기능들이 잠을 잘 때만 작동한다. 과학자들이 끊임없이 수면에 관한 새로운 점들을 발견하고 있는데, 종합해보면 수면의 주요 기능은 다음과 같다. 뇌와 몸에 해로운 독소를 제거하기 위해 에너지를 집중하고, 학습한 내용과 기억을 강화하고, 면역력을 향상하고, 감정적 균형 상태를 유지하고, 또 몸속 세포의 치유와 회복을 촉진한다. 이러한 재생 과정은 우리 몸이 주어진 기능을 다하기 위해 반드시 필요하다. 잠을 잘 자면 정신 건강뿐만 아니라 신체적 건강, 그리고 인지 능력이 눈에 띄게 개선된다.

수면을 둘러싼 여러 가지 미스터리는 아직도 비밀이 밝혀지지 않았지만, 시간이 갈수록 더욱 분명해지는 것이 한 가지 있다. 바로 건강하게 사는 데 수면이 꼭 필요하다는 점이다. 그렇기 때문에 좀 더 균형 잡힌 삶을 살기 위해 우리는 좋은 음식을 먹고 충분히 운동하는 것만큼이나 잘 자는 행위를 진지하게 고민해야 한다. 과학적 사실들이 하나씩 밝혀질수록 건강하고 행복하게 사는 비결이 수면에 있다는 점이 드러나고 있다.

일정하고 질 좋은 수면은 우리 몸의 생물학적 기능이 제대로 작동하는 데도 필요하지만, 무엇보다 기분을 좋게 만든다. 수면의 중요성을 이해하고 더욱 잘 자는 방법을 터득한다면, 푹 자야 한다는 걱정은 훌훌 털어버리고 편안한 마음으로 잠자리에 들 수 있다.

수면 상태일 때의 뇌와 몸
잠을 자는 동안 뇌와 몸은 일련의 회복 및 강화 과정을 거치게 되는데, 이는 신체가 제 기능을 다하는 데 많은 영향을 미친다.

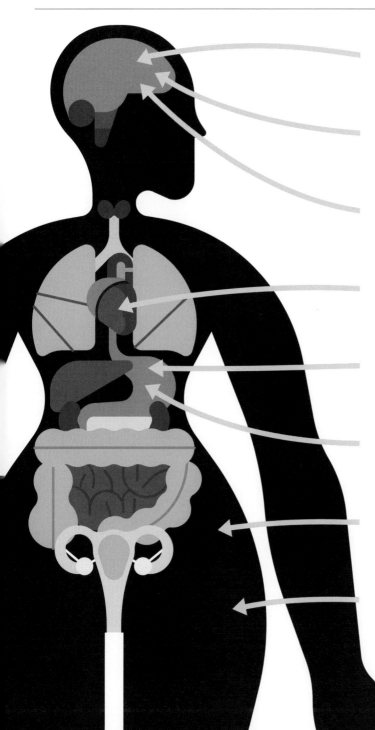

기분

수면은 기분을 조절하는 역할을 한다. 양질의 수면을 취하는 동안 뇌에서 감정을 담당하는 영역 또한 쉴 수 있다. 때문에 잠에서 깨어나면 긍정적이고 낙관적인 기분을 느끼게 된다.

해독 및 휴식

자는 동안 뇌는 근육에 이완 신호를 보낸다. 낮 동안 쌓인 유해 단백질을 없애는 노폐물 제거 과정에도 돌입한다.

기억 및 학습

잠을 자는 동안 뇌는 하루 동안 경험한 것들을 처리한다. 또 저장해야 할 내용과 그렇지 않아도 되는 내용을 구분한다.

심장 및 혈압

밤에는 심장과 혈관에 무리를 주지 않기 위해 혈압이 떨어지는데, 심혈관계 질환의 위험성도 같이 줄어든다.

식욕

배고픔과 포만감을 담당하는 호르몬 또한 수면에 의해 조절된다. 잠을 잘 자면 알맞은 양의 음식을 섭취하고 체중을 관리하는 데 도움이 된다.

면역력

우리의 몸은 자면서 세균과 바이러스 감염을 예방하는 방어 체계를 준비한다. 예를 들어 T세포가 그렇다. 또한 잠을 자는 동안 염증 퇴치에 효과적인 단백질도 생성된다.

성장

손상된 세포 회복을 촉진하고 뼈와 근육을 튼튼하게 만드는 성장호르몬이 분비된다.

세포 재생 및 피부

충분한 수면을 통해 분출된 항산화 물질이 손상된 세포와 피부의 재생을 돕고 염증을 완화한다.

수면 과학의 역사

20세기에 접어든 이후 자는 동안에도 활성 상태인 두뇌 활동을 측정할 수 있게 되었는데,
이는 수면이라는 주제에 대해 더욱 폭넓게 이해하는 계기가 되었다. 지금은 하나의
분야로 인정받고 있는 수면 과학은 1950년을 기점으로 집중적인 조명을 받기 시작했다.

연대순으로 보는 수면 과학의 주요 발견

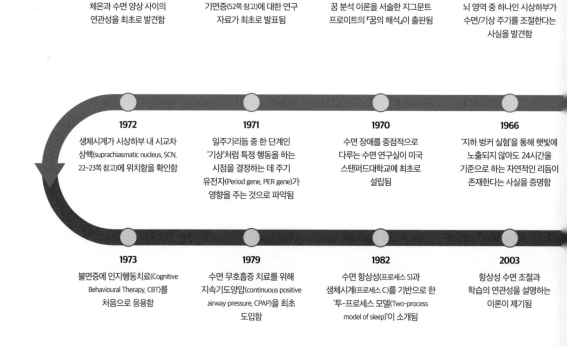

1845
체온과 수면 양상 사이의
연관성을 최초로 발견함

1888
기면증(52쪽 참고)에 대한 연구
자료가 최초로 발표됨

1899
꿈 분석 이론을 서술한 지그문트
프로이트의 『꿈의 해석』이 출판됨

1922
뇌 영역 중 하나인 시상하부가
수면/기상 주기를 조절한다는
사실을 발견함

1972
생체시계가 시상하부 내 시교차
상핵(suprachiasmatic nucleus, SCN,
22~23쪽 참고)에 위치함을 확인함

1971
일주기리듬 중 한 단계인
'기상'처럼 특정 행동을 하는
시점을 결정하는 데 주기
유전자(Period gene, PER gene)가
영향을 주는 것으로 파악됨

1970
수면 장애를 중점적으로
다루는 수면 연구실이 미국
스탠퍼드대학교에 최초로
설립됨

1966
'지하 벙커 실험'을 통해 햇빛에
노출되지 않아도 24시간을
기준으로 하는 자연적인 리듬이
존재한다는 사실을 증명함

1973
불면증에 인지행동치료(Cognitive
Behavioural Therapy, CBT)를
처음으로 응용함

1979
수면 무호흡증 치료를 위해
지속기도양압(continuous positive
airway pressure, CPAP)을 최초
도입함

1982
수면 항상성(프로세스 S)과
생체시계(프로세스 C)를 기반으로 한
'투-프로세스 모델(Two-process
model of sleep)'이 소개됨

2003
항상성 수면 조절과
학습의 연관성을 설명하는
이론이 제기됨

아주 오래전인 기원전 350년부터 수면을 둘러싼 미스터리는 의사와 과학자, 그리고 철학자의 주요 관심 대상이 되어 왔다. 당시 고대 그리스인은 수면이 소화 기능과 관련 있는 생리학적 상태라고 추측했다. 그러다가 1930년대 수면 뇌파의 발견과 함께 수면 과학 연구가 본격적으로 전개되었고, 놀라운 성과와 진보를 거듭한 결과 수면 메커니즘에 대한 우리의 이해가 한층 더 깊어졌다.

1937
뇌파의 활동을 기록한 뇌파도(electro- encephalogram, EEG)를 바탕으로 수면의 다섯 단계를 정의함

1950년대
뇌파도 등 여러 기기를 사용해 수면 상태를 심층적으로 진단하는 수면다원검사(Polysomnography)가 도입됨

1951~1953
선명한 꿈을 꾸는 얕은 수면 단계인 렘수면(rapid eye movement, REM)을 발견함

1956
폐쇄성 수면 무호흡증(obstructive sleep apnoea, OSA, 75쪽 참고)이 최초로 발견되어 의학적으로 분류됨

1962
뇌교 부분이 렘수면을 조절하는 것으로 밝혀짐

1960
일주기리듬의 시간을 맞추기 위해 우리 몸이 사용하는 외부적 요인을 가리켜 차이트게버(zeitgeber)라고 부르기 시작함

1959
신체의 수면/기상 주기를 설명하기 위해 '대략 하루'라는 뜻의 라틴어에서 유래된 '일주기(circadian)'라는 용어를 사용하기 시작함

1958
멜라토닌이 수면/기상 주기를 조절하는 호르몬이라는 사실이 발견됨

2005
미국 국립보건원에서 불면증에 대한 1차 치료방법으로 인지행동치료(CBT)를 제안함

2009
변이된 유전자인 DEC2를 가진 사람은 선천적으로 수면 시간이 짧은 것으로 나타남

2017
일주기리듬을 조절하는 분자 체계를 발견한 연구팀이 노벨상을 수상함

2017
생체 리듬을 방해하는 '불면증 유전자' 크립토크롬1(Crypto- chrome 1, CRY1)을 발견함

우리에게 필요한 수면량

모든 사람이 매일 밤 8시간을 자야 한다는 것은 근거 없는 주장이다. 수면 욕구는 지극히 개인적이라 사람마다 다르다. 또한 여러 요소에 의해 결정되는데, 특히 나이의 영향을 많이 받는다.

나이 외에도 건강 상태나 약물 복용 여부 등 다른 생물학적 요인들에 따라 수면 욕구가 달라진다. 그런데 사실 수면량이 다가 아니다. 일이나 가정 생활, 나아가 생활방식 등 외부적 요소 또한 좋은 잠을 자는 데 영향을 미치므로, 정해진 수면 시간을 다 채워도 개운하지 않거나 여전히 피로하다고 느낄 수 있다.

내 나이에 알맞은 수면 시간은?

여러 연구 결과를 살펴보면 우리가 최고의 몸 상태를 유지하기 위해 필요한 수면 시간보다 훨씬 더 적게 잔다는 것을 알 수 있다. 이에 따라 전문가가 권장하는 필수 수면 시간 역시 최근 들어 조정되는 추세이다. 예컨대 미국 국립수면재단(National Sleep Foundation)은 2015년에 연령별 필수 수면량을 제시하는 새로운 가이드라인을 발표했는데, 거의 절반에 달하는 연령 범주의 적정 수면 시간이 증가되었다. 또한 수정된 가이드라인에는 청년층과 노년층 등 신규 연령 범주 두 가지가 추가되었다. 사실 나이가 들면서 변하는 수면 패턴의 경우 지금까지 많은 사실들이 발표된 반면, 청년의 수면 욕구에 대해서는 알려진 바가 별로 없다. 성년기 초반은 중요한 발단 단계이다. 취업을 하고 일을 시작함에 따라 수면 부족이 주의력과 생산성에 더욱 큰 영향을 끼칠 수 있다. 청년층의 수면 욕구를 더욱 자세히 알기 위한 연구는 꾸준히 계속되고 있다.

나에게 필요한 수면 시간은?

나이를 기준 삼아 내게 알맞은 수면량을 가늠하는 것 외에도 수면 일기(36~37쪽 참고)를 통해 잠을 충분히 자고 있는지 알아볼 수 있다. 낮 시간에 쉽게 졸거나 오후에 임시 처방으로 카페인을 자주 섭취하는 편이라면, 수면 시간이 부족할 가능성이 크다. 내가 가지고 있는 수면 욕구를 이해해야 잠을 충분히 잘 수 있는 효과적인 수면 루틴을 계획할 수 있다.

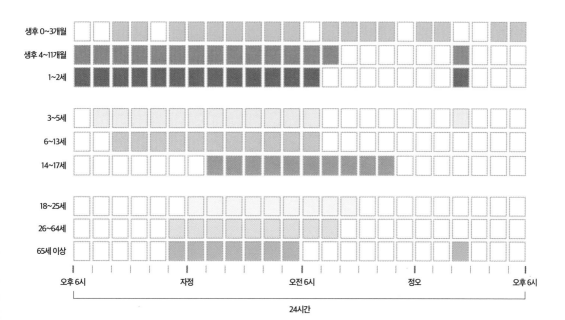

| | 오후 6시 | | | 자정 | | | 오전 6시 | | | 정오 | | | 오후 6시 |

24시간

연령별 수면 욕구

나이가 듦에 따라 필수 수면량 역시 바뀐다. 수면 시간이 가장 긴 신생아는 하루 중 17시간가량 잠을 잔다. 반면에 노년층은 수면량이 가장 적다. 연령에 상관없이 적정 수면 시간은 최소 6시간이다.

생후 0~3개월

신생아의 수면 패턴은 일정하지 않은데, 필수적 성장과 발달을 위해 하루 대부분의 시간을 자면서 보낸다.

생후 4~11개월

영아의 경우 수면 패턴이 비교적 일정하다. 하지만 아직 성장 중이므로 여전히 수면 욕구가 높다.

1~2세

걸음마를 배울 정도로 크면 이전에 비해 잠을 덜 잔다. 새로운 기술들을 습득하고 이가 나기 시작하면서 수면 욕구가 어느 정도 억제된다.

3~5세

수면 욕구가 약 1시간 정도 감소하며 낮잠도 점차 줄어든다. 하지만 밤중에 깨는 행동은 지속된다.

6~13세

수면 욕구가 여전히 높은 편이지만, 학교 생활과 과외 활동 등으로 인해 취침 시간이 약간씩 늦어진다.

14~17세

생체시계가 바뀌므로 청소년기 취침 시간 역시 늦어져야 하지만, 학교 시간표가 정해져 있어 맞추기가 어렵다.

18~25세

사춘기가 끝나면 생체시계도 정상으로 돌아온다. 청년기에는 필요한 수면량이 청소년 때보다 약간 줄어든다.

26~64세

노동 연령의 수면 욕구는 일정한 편이다. 주의력과 생산력이 떨어지지 않기 때문에 일상 업무를 무리 없이 소화할 수 있다.

65세 이상

나이가 들면서 호르몬 변화가 찾아오고 더이상 성장하거나 세포를 보충할 필요가 없어지므로 필요한 수면량 역시 줄어들지만, 낮잠을 자는 습관이 다시 시작된다.

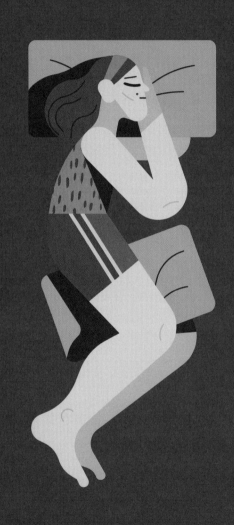

좋은 수면의 메커니즘

여러분의 똑똑하고 영리한 신체는 제 기능을 다하는 데 필요한 수면을 취하기 위해
무엇을 해야 하는지 정확하게 알고 있다. 빈틈없이 맞물려 돌아가는 톱니바퀴처럼
매일 일련의 복잡한 과정을 조율해 적당한 시점에 잠을 잔다.

신체의 일주기리듬

우리 몸은 언제 잠을 자야 하는지 본능적으로 알고 있다. 바로 '일주기리듬'이라고
부르는 생체시계 덕분이다. 이 시계는 우리 몸의 주요 기능들이 약 24시간 주기에 맞춰
돌아가도록 작동 시간을 조절하는 역할을 한다.

일주기리듬(circadian rhythm, 서카디안 리듬 또는 생체리듬-옮긴이)은 수면 외에도 여러 생물학적 기능과 행동이 시작되는 시간을 조율한다. '~에 대한'이라는 뜻을 가진 라틴어 circa와 '하루'를 뜻하는 라틴어 dies에서 유래한 단어로, '프로세스 C(Process C)'라고도 알려져 있다. 우리 몸의 여러 체계가 서로 조화롭게 움직여 작동할 수 있도록 기준이 되는 시계라고 생각하면 이해하기 쉽다.

빛에 의해 좌우된다

이 기준시계는 시상하부 내 2만 개의 신경 세포가 모여있는 시교차 상핵(suprachiasmatic nucleus, SCN)이라는 뇌 영역에 의해 조절된다. 시교차 상핵은 매일 빛에 노출되면 처음 상태로 되돌아간다. 눈이 빛의 변화를 감지하고 시교차 상핵에 신호를 보내면 외부 환경의 리듬에 맞춰 생체시계가 조정된다. 다시 맞춰진 시계가 움직이며 여러 신체 체계를 작동시키는 원리이다.

프로세스 C는 몸이 제대로 기능하는 데 꼭 필요한 과정이다. 체온 조절, 음식물 소화, 각종 호르몬 분비 등 생존에 필수적인 행위를 통제하기 때문이다. 눈을 통해 감지된 빛의 양처럼 외부에서 몸으로 전달되는 신호에 변화가 생기면, 프로세스 C가 흔들리게 되고 자연적인 신체 리듬이 깨질 수 있다. 일주기리듬을 잘 조율하는 것이야말로 건강한 삶을 사는 비결이며, 양질의 수면은 프로세스 C를 유지하는 데 가장 중요한 요소 중 하나이다.

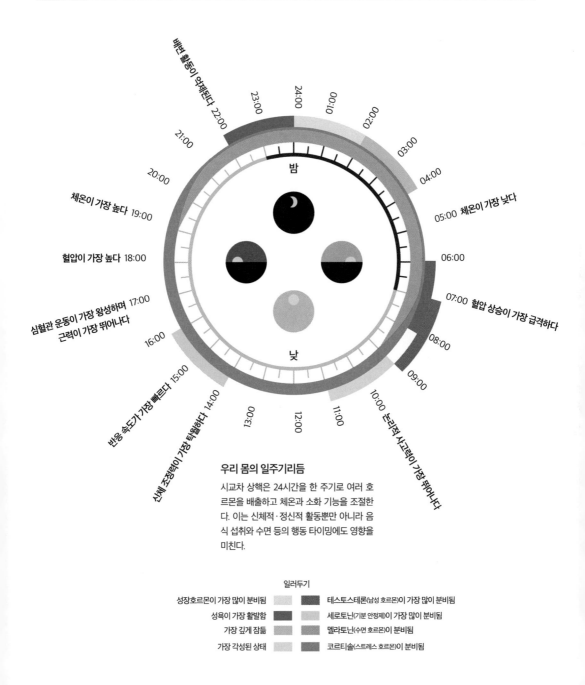

23:00 · 24:00 · 01:00 · 02:00 · 03:00 · 04:00 · 05:00 체온이 가장 낮다 · 06:00 · 07:00 혈압 상승이 가장 급격하다 · 08:00 · 09:00 · 10:00 논리적 사고력이 가장 뛰어나다 · 11:00 · 12:00 · 13:00 · 14:00 신체 조정력이 가장 탁월하다 · 15:00 반응 속도가 가장 빠르다 · 16:00 · 17:00 심혈관 운동이 가장 왕성하며 근력이 가장 뛰어나다 · 18:00 혈압이 가장 높다 · 19:00 체온이 가장 높다 · 20:00 · 21:00 · 22:00 배변 활동이 억제된다

밤

낮

우리 몸의 일주기리듬

시교차 상핵은 24시간을 한 주기로 여러 호르몬을 배출하고 체온과 소화 기능을 조절한다. 이는 신체적·정신적 활동뿐만 아니라 음식 섭취와 수면 등의 행동 타이밍에도 영향을 미친다.

일러두기

성장호르몬이 가장 많이 분비됨
성욕이 가장 활발함
가장 깊게 잠듦
가장 각성된 상태

테스토스테론(남성 호르몬)이 가장 많이 분비됨
세로토닌(기분 안정제)이 가장 많이 분비됨
멜라토닌(수면 호르몬)이 분비됨
코르티솔(스트레스 호르몬)이 분비됨

23

수면/기상 주기

우리가 잠들고 일어나는 리듬은 일주기리듬(프로세스 C)과 항상성 수면 압력(프로세스 S)
이라고 알려진 두 가지 생물학적 과정이 맞물려 작용하면서 결정된다. 이를 가리켜
수면의 '투-프로세스 모델'이라고 부른다.

수면 압력이란 잠을 자고 싶은 욕구로, 낮 동안 점차 증가한다. 깨어있는 시간이 지속될수록 수면 압력도 함께 커지는 것이다. 정확히 어떠한 단계로 진행되는지는 아직 완전히 밝혀지지 않았다. 졸음을 유발하는 아데노신이라는 화합물이 뇌에 축적되면서 잠을 자야 한다는 압박감을 느끼게 된다고 알려져 있다. 하루 24시간에 걸쳐 수면 압력이 변화하는 것을 가리켜 항상성 과정 또는 '프로세스 S'라고 말한다.

그러나 수면 압력이 높다고 해서 반드시 쉽게 잠드는 것은 아니다. 수면 압력 외에도 일주기리듬 또는 프로세스 C(22~23쪽 참고)가 잠을 자는 타이밍에 많은 영향을 미치기 때문이다. 생체시계가 취침 시간이라는 신호를 보내면 수면 압력이 최고조로 치솟는데, 이때 수면 영역으로 향하는 '수면의 문'이 활짝 열리게 된다.

프로세스 C와 프로세스 S가 조화롭게 작용해야 수면/기상 주기가 원활하게 진행된다. 잠을 자는 동안 아데노신이 서서히 분해되는데, 이때 프로세스 C는 수면을 유도하는 호르몬인 멜라토닌의 분비를 촉진한다. 그리고 아침이 가까워지면 우리 몸이 기상할 수 있도록 각성 호르몬 분비를 돕는다. 반대로 카페인 섭취로 인해 아데노신 작용이 방해 받는 경우처럼(154~155쪽 참고) 프로세스 C와 프로세스 S가 제각각 돌아가게 되면, 잠들거나 잠든 상태를 유지하는 데 어려움을 겪기도 하고 적정 시간보다 일찍 일어나는 등 문제가 나타나기도 한다.

수면/기상 주기는 어떻게 조절되는가

우리가 수면 상태와 기상 상태를 오갈 수 있는 것은 두 개의 신경 세포군을 활용해 뇌 회로를 제어하는 플립-플롭 스위치(flip-flop switch) 때문이다. 하나의 신경 세포군이 우리 몸을 깨우는 역할을 도맡는 동안 다른 신경 세포군은 수면을 유도한다. 단, 한 번에 하나의 신경 세포군만 활성화될 수 있다. 이 스위치를 켜고 끄는 일은 신경전달물질인 오렉신이 담당한다. 예컨대 뇌에 손상을 입어 수면 스위치가 고장 났거나 기면증 환자의 경우처럼 오렉신 수치가 정상보다 낮다면(52쪽 참고), 수면 상태와 기상 상태를 오가는 능력이 떨어지면서 여러 수면 장애로 이어질 수 있다.

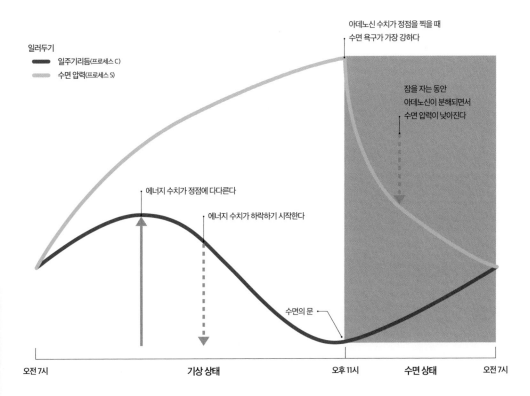

일러두기
- 일주기리듬(프로세스 C)
- 수면 압력(프로세스 S)

아데노신 수치가 정점을 찍을 때
수면 욕구가 가장 강하다

잠을 자는 동안
아데노신이 분해되면서
수면 압력이 낮아진다

에너지 수치가 정점에 다다른다

에너지 수치가 하락하기 시작한다

수면의 문

오전 7시   기상 상태   오후 11시   수면 상태   오전 7시

수면 압력

낮에는 아데노신 수치가 상승하면서 수면 압력이 높아진다. 또 프로세스 C는 계속해서 졸음 신호를 보낸다. 밤이 되고 더 이상 수면 압력을 감당하지 못할 때 '수면의 문'을 통과해 잠이 든다.

호르몬과 수면

호르몬은 혈류를 타고 이동하는 화학물질로, 특정 신체 기능을 활성화한다. 수면/기상 주기를 조절해 일주기리듬에 영향을 미치는 여러 호르몬에 대해 알아보자.

우리 몸속의 호르몬 중 일부는 일주기리듬에 맞춰 하루 동안 오르내림을 반복하는데, 이를 신호 삼아 우리는 잠을 자거나 일어날 때를 파악한다. 일방적으로 수면을 조절하는 호르몬도 있지만, 대개 수면과 호르몬은 서로 영향을 주고 받는다. 즉, 수면의 질과 양에 따라 호르몬의 분비 또는 호르몬이 수면 패턴에 미치는 영향이 달라지기도 한다.

멜라토닌

솔방울샘

'졸음' 호르몬으로, 수면 압력을 상승시키고 체온을 떨어뜨려 쉽게 잠들게 하고 또 잠든 상태를 유지할 수 있도록 한다.

코르티솔

부신

각성 수준을 높이는 '스트레스' 호르몬으로, 이른 아침에 가장 많이 분비된다. 위험한 상황에서 '투쟁-도피 반응'을 보일 때도 활성화된다.

프로게스테론

난소와 부신

체온과 렘수면에 영향을 미치며, 긴장완화와 수면을 유도하는 가바(gamma-aminobutyric acid, GABA) 수치와도 연관이 있다.

세로토닌

솔방울샘과 내장

'행복' 호르몬으로 기분을 조절하고 각성 상태를 유지한다. 세로토닌의 변형 호르몬인 멜라토닌은 수면을 유도한다.

성장호르몬

뇌하수체

깊은 잠을 자는 동안 마치 맥박이 뛰듯이 분비된다. 원활한 근육 회복, 조직 재생, 그리고 물질대사를 위해서는 반드시 필요하다.

알도스테론

부신피질

혈중 나트륨 농도와 칼륨 농도를 조절한다. 잠을 자는 사이에 과다 분비된 알도스테론은 수면 도중 배변 욕구를 억제하는 데 도움을 준다.

옥시토신

시상하부와 뇌하수체

'사랑' 호르몬으로, 사회적 행동뿐만 아니라 성적 행동과 밀접한 관계가 있다. 또한 신경계 활동을 둔화해서 수면을 돕는다.

수면/기상 주기를 돕는 호르몬

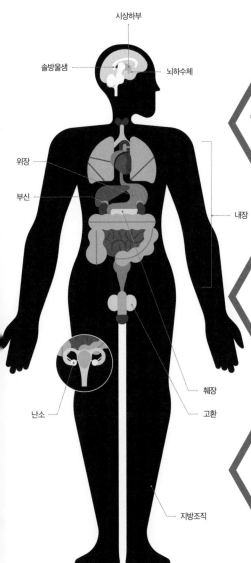

시상하부

솔방울샘

뇌하수체

위장

부신

내장

췌장

고환

난소

지방조직

프로락틴

뇌하수체

면역 반응과 더불어 유즙 분비와도 관련 있다. 주로 깊은 수면 단계에서 나오므로, 잠을 푹 자야 프로락틴이 원활하게 분비된다.

아드레날린

부신

신체가 스트레스에 반응하는 과정에서 분비되는 호르몬이다. 아드레날린 수치가 높으면 쉽게 잠들지 못한다. 따라서 취침 시간 전에는 과도한 스트레스를 피해야 숙면을 취할 수 있다.

테스토스테론

고환

고환, 난소, 그리고 부신에서 생성되는 테스토스테론은 성욕과 생식력에 영향을 미친다. 잠을 자는 동안 가장 많이 분비되는 만큼, 건강한 성 기능과 생식 능력을 위해 잘 자는 것이 중요하다.

그렐린과 렙틴

지방 조직과 위장

렙틴은 지방 조직에서 생성되는 호르몬인 반면 그렐린은 위장에서 분비된다. 두 호르몬 모두 식욕과 포만감을 조절하는데, 잠을 충분히 자야 호르몬 균형이 흐트러지지 않는다.

인슐린

췌장

혈당 농도를 조절하는 호르몬이다. 혈당 조절을 위한 인슐린 분비는 깊은 수면 단계에서도 일어나므로, 숙면을 취해야 혈당 수치를 적절하게 관리할 수 있다.

수면에 영향을 미치는
기타 호르몬

수면의 단계

잠을 자는 동안 우리 몸이 정지 상태로 머물러 있는 것은 아니다. 오히려 그 반대이다. 잠이 드는 순간 휴식과 회복 과정에 돌입하는데, 뚜렷하게 구분된 각 단계가 순서대로 진행된다. 자는 동안 수면 주기는 4~5회 정도 반복된다.

수면 과학자들은 수면을 총 네 단계로 구분한다. 1단계(NREM 1), 얕은 잠을 자는 2단계(NREM 2), 그리고 서파수면(slow-wave sleep, SWS)이라고도 알려진 깊은 잠을 자는 3단계(NREM 3)는 비렘수면(non-REM sleep)에 속한다. 마지막 4단계는 렘수면(rapid eye movement, REM sleep)이다. 단계별로 맡은 역할이 다르다. 각 단계를 거치며 몸과 뇌는 새롭게 시작할 하루를 준비한다. 각성 상태에서 수면 상태로 넘어갈 때 나타나는 1단계에서는 외부 자극을 받으면 잠에서 쉽게 깬다. 2단계 수면 역시 얕은 편이나 뇌에서 수면 방추가 나와 수면 상태를 유지하는 데 도움이 된다. 짧은 파열 형태인 수면 방추는 기억을 강화하는 뇌파로도 알려져 있다. 3단계에 들어선 후에는 잘 깨지 않는다. 그럼에도 불구하고 억지로 깨우면 대개 몽롱한 상태에서 눈을 뜬다. 몸과 뇌의 회복 과정 역시 주로 3단계에서 일어난다. 반면에 렘수면 단계에

렘수면

모든 회차에서 렘수면을 거치게 된다. 1회차에서는 10~25분 정도가 소요되고 이후 주기가 반복될수록 길어진다.

얕은 수면(1~2단계)

보통 1단계에서 7분가량 머문 다음 2단계로 넘어간다. 2단계의 경우 1회차 때는 10~25분 정도가 소요되며 이후 주기가 반복될수록 길어진다.

깊은 수면(3단계)

1회차 때는 깊은 수면이 20~40분 정도 지속되는데, 이후 주기가 반복될수록 점차 짧아진다. 일반적으로 3회차부터는 깊은 수면에 빠지지 않는다.

수면의 단계와 수면 주기

보통 잠을 잘 때마다 수면 주기는 4~5회 정도 반복되는데, 그래프와 같이 최고점과 최저점 사이를 오간다. 주기마다 수면의 종류가 조금씩 다르다. 초반에는 깊은 수면이 주로 관찰되지만 시간이 갈수록 렘수면의 비중이 높아진다.

서는 각성 상태와 비슷한 수준으로 뇌가 활성화된다. 기억을 저장하거나 감정을 처리하며 꿈을 꾸기도 한다.

단계마다 특징적으로 나타나는 뇌파를 통해 뇌의 활동 수준을 알 수 있는데, 뇌파 측정 단위로는 헤르츠(Hz)를 사용한다. 알파파(8~13Hz)는 얕은 잠을 자는 1단계에서 관찰되는 뇌파이다. 세타파(4~8 Hz)는 1단계 또는 2단계에서 주로 나타나고 델타파(~4Hz)는 깊은 잠을 자는 3단계 때 볼 수 있다. 렘수면의 경우 베타파(13~30Hz)와 세타파 둘 다 감지된다. 각 수면 단계는 서로 다른 역할을 담당하므로, 모든 과정을 빠짐없이 거치는 것이 중요하다. 그렇지 않으면 무기력해지거나 쉽게 졸음을 느끼는 상태, 즉 수면무력증(sleep inertia)에 시달릴 수 있다.

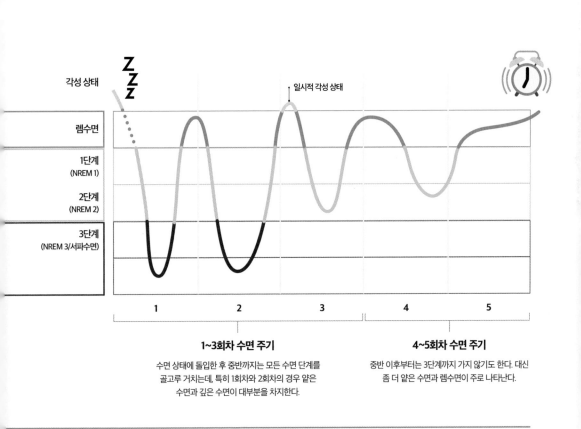

1~3회차 수면 주기

수면 상태에 돌입한 후 중반까지는 모든 수면 단계를 골고루 거치는데, 특히 1회차와 2회차의 경우 얕은 수면과 깊은 수면이 대부분을 차지한다.

4~5회차 수면 주기

중반 이후부터는 3단계까지 가지 않기도 한다. 대신 좀 더 얕은 수면과 렘수면이 주로 나타난다.

꿈

누구나 어느 정도 꿈을 꾼다는 것이 수면 과학자들의 공통된 의견이다. 그러나 꿈의
정확한 목적과 기능에 대해서는 아직 이렇다 할 합의가 나오지 않았다. 여러 연구 결과를
살펴보면, 꿈을 꾸는 동안 우리의 뇌가 매우 활성화되는 것을 알 수 있다.

꿈은 기본적으로 생각과 감정의 집합체이다. 그래서 개인마다 천차만별이다. 늘 그런 것은 아니지만 대개 렘수면 단계에서 꿈을 꾼다. 수천 년 동안 인간은 꿈에 담긴 의미를 찾기 위해 노력해왔고, 그 결과 왜 꿈을 꾸는지에 대한 여러 이론이 도출되었다. 예를 들어 사회적 상호 작용을 미리 연습해보거나 위협적인 상황에 대한 대처 능력을 훈련할 수 있는 일종의 리허설 무대라는 의견이 있다. 반면에 정신 분석의 선구자 지그문트 프로이트는 꿈이 내면 속 가장 깊은 소망이나 무의식 중에 억눌려 있는 욕구를 대변한다고 주장했다.

이러한 이론이 사실인지 아닌지는 아직 정확하게 밝혀지지 않았다. 다만 과학적 증거들이 계속 발견되면서 기억과 감정을 처리하는 데 꿈이 매우 중요하다는 주장이 힘을 얻고 있다. 잠을 자는 동안 꿈을 통해 특정 사건과 감정을 재현함으로써 의미를 파악하고 기억을 저장한다는 것이다. 특히 렘수면은 감정 조절에 기여하는 것으로 보인다. 감정이 고스란히 느껴지는 생생하고 선명한 꿈은 대개 렘수면 단계에서 일어나는데, 렘수면과 감정 조절 사이의 연관성을 보여준다.

그렇다면 꿈을 꾸는 것이 왜 중요할까? 꿈을 꾼다는 것은 렘수면에 단계에 도달해 양질의 수면을 취한다는 의미이다. 방해 받지 않고 수면 상태를 유지해야만 렘수면 단계까지 진입할 수 있기 때문이다. 나아가 꿈은 외부 소음을 차단하는 역할도 하는 것으로 알려져 있다. 따라서 꿈을 꾸면 깨지 않고 숙면하는 데 도움이 된다.

두정엽 피질

신체적인 움직임을 책임진다. 꿈을 꾸는 동안 에는 주로 비활성화 상태이다. 꿈속 행동을 실제로 옮기지 않는 것도 이 때문이다.

전전두엽 피질

이성적 판단을 담당하는 기관으로, 자는 동안 전원 스위치가 꺼지고 비활성화된다. 그래서 비현실적이고 기이하며, 논리적인 규칙들에 얽매이지 않은 꿈을 꾸게 된다.

시각 피질

눈으로 보는 것들을 처리하는 영역이다. 잠을 잘 때도 활발하게 움직여 선명하고 생생한 꿈속의 장면을 만들어낸다.

해마

학습과 관련된 기능을 맡고 있다. 꿈을 꾸는 동안에도 활성화된 상태를 유지한다. 기억 조각들이 꿈에 스며들어 장기 기억으로 자리 잡도록 돕는다.

꿈 꾸는 뇌

뇌 활동을 측정하는 방법이 발전하면서 과학자들은 이제 꿈을 꾸는 동안 활성화되는 뇌 영역을 정확하게 짚어낼 수 있게 되었다. 이러한 발견은 어떻게, 그리고 왜 꿈을 꾸는지에 대한 수수께끼를 풀 중요한 단서이다.

편도체

감정을 처리하는 영역으로, 꿈을 꾸는 동안 매우 활발하게 반응한다.

좋은 잠과 나쁜 잠

매일 밤 완벽한 숙면을 하겠다는 목표는 현실적으로 달성하기 어렵다. 누구에게나 이상할 정도로 잠이 오지 않는 밤이 찾아온다. 내 수면 상태가 좋은지 혹은 나쁜지를 판단하려면 수면의 질뿐만 아니라 양도 꼼꼼하게 살펴봐야 한다.

베개에 머리를 대자마자 바로 잠에 빠지는 천운을 타고난 사람들이 있다. 물론 쉽게 잠들지 못해 고민인 이들은 공감하기 어렵겠지만 말이다. 후자의 경우 푹 자야 한다는 걱정을 늘 안고 살게 된다.

그렇다면 과연 좋은 잠이란 무엇일까? 똑같은 지문을 가진 사람은 없듯이, 수면 욕구는 개인마다 천차만별이다. 유전이나 생활 습관, 건강 상태, 나이에 따라 다음 날 최고의 몸 상태를 유지하기 위해 필요한 수면량이 결정된다. 좋은 수면을 판단하는 가장 효과적인 척도는 일어났을 때 느껴지는 개운함이다. 푹 자고 난 후에는 생기가 돌거나 머릿속이 상쾌하고 의욕이 넘친다. 산뜻하고 기분 좋게 눈을 뜨는 편이라면, 뇌와 몸을 회복하는 3단계 수면까지 무난하게 도달하고 있다고 볼 수 있다. 좋은 잠을 자고 있는 것이다.

반대로 금방 잠들지 못하거나 자다 깨기를 반복하고, 일어난 후에도 피곤함과 나른함이 지속되는 것 모두 불면증 증상일 수 있다. 그렇다고 겁먹을 필요는 없다. 누구나

때때로 잠을 설치기 마련이며, 이는 지극히 정상적인 일이다. 우리 몸은 이미 생물학적으로 잠자는 방법을 안다는 점을 잊지 말자. 실제로 대부분 일시적인 문제에 지나지 않을 뿐더러 해결 방법 또한 간단한 경우가 많다. 별다른 노력 없이도 저절로 나아지기도 한다. 몽유병을 비롯한 몇몇 별난 수면 습관은 크게 걱정하지 않아도 된다. 이갈이 같은 문제 또한 적절한 치료를 통해 충분히 개선 가능하다. 단, 일부 증상은 심각한 상태로 이어질 수 있으므로 반드시 조치를 취해야 한다. 심한 코골이와 수면 무호흡, 수면분절(수면 도중 자주 깨느라 다음 날까지 과도한 피로감에 시달리는 상태), 4주 이상 지속되는 불면 등은 전문가의 도움을 받는 것이 바람직하다. 33쪽에는 수면 치료사가 수면의 질을 평가할 때 고려하는 항목들이 정리되어 있다. 이를 토대로 나의 수면 상태를 판단해보자. 결과에 너무 연연하지 않는 것이 중요하다. 앞으로 이 책에서는 좋은 잠을 자기 위한 다양한 방법들을 다루게 될 것이다.

좋은 잠 평가서

수면 치료사는 여러 가지 기준을 바탕으로 환자의 수면 상태를 판단한다. 크게 네 가지 범주로 구분할 수 있다.

수면 잠복기

잠이 들 때까지 소요되는 시간을 말한다. 취침 후 30분 이내에 잠드는 것이 가장 이상적이다. 30분 안에 잠들지 못한다면 아직 잘 준비가 되지 않았다는 뜻이다. 수면 트래커가 수면 잠복기를 제대로 감지하지 못할 때도 있다. 예컨대 책을 읽는 동안에는 뚜렷한 움직임이 없으므로, 이미 수면이 시작되었다고 판단하기도 한다.

수면 단계별 소요 시간

평균적으로 전체 수면 시간 중 얕은 수면의 비중은 50~60%, 깊은 수면은 13~23%, 그리고 렘수면은 20~25%가 적당하다. 나이가 들수록 깊은 수면의 중요성이 줄어든다. 도중에 깨지 않고 푹 자야 각 수면 단계에 필요한 시간을 확보할 수 있다.

전체 수면 시간

성인의 경우 7~9시간 정도의 수면을 취하는 것이 바람직하다. 적정 수면 시간은 연령이 높아질수록 바뀌기도 한다(18~19쪽 참고). 뿐만 아니라 연달아 일정한 시간을 자는지 또는 긴 낮잠으로 부족한 수면을 보충하는지에 따라 필요한 수면의 양이 달라진다. 무엇보다도 일어났을 때의 상태가 중요하다. 내가 필요로 하는 올바른 형태의 잠을 충분히 자고 나면, 일어난 후 몸이 가볍고 기분이 상쾌하다.

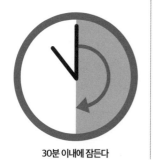

30분 이내에 잠든다

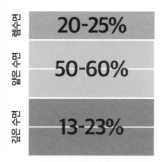

렘수면 **20-25%**
얕은 수면 **50-60%**
깊은 수면 **13-23%**

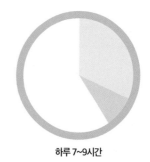

하루 7~9시간

수면 효율

전문가가 수면의 질을 결정할 때 사용한다. 실제 잠을 잔 시간(분)을 침대에 머문 시간(분)으로 나눈 다음 100을 곱하면 수면 효율을 구할 수 있다. 수면 효율이 85% 이상이면 수면의 질이 양호하다고 보는데, 이보다 살짝 높거나 낮아도 정상이다.

잠을 잔 시간 (분)

침대에 머문 시간 (분)

$$\frac{\text{잠을 잔 시간}}{\text{침대에 머문 시간}} \times 100 = \text{수면 효율(\%)}$$

좋은 수면 습관 들이기

많은 수면 전문가들이 수면 위생의 중요성을 강조한다. 수면 위생이란 간단히 말해 편안하고 안정적인 수면의 확률을 높이는 일련의 지침이다.

4
카페인 섭취를 조절한다
체내에 남은 카페인은 수면을 방해한다(154~155쪽 참고). 오후 2시 이후에는 카페인 섭취를 피하는 것이 좋다.

2
루틴을 지킨다
우리 몸은 일관성을 좋아한다. 정해둔 취침 시간과 기상 시간을 매일 규칙적으로 지킨다.

1
수면을 우선순위에 둔다
내게 필요한 수면량을 파악한 다음(18~19쪽 참고), 기상 시간을 기준으로 거꾸로 계산해 취침 시간을 정한다.

5
니코틴과 알코올을 멀리한다
니코틴은 각성 상태를 유도하는 자극제이다(159쪽 참고). 알코올의 경우 진정 효과가 있지만 수면에 지장을 준다(157쪽 참고).

3
자연광을 충분히 쬔다
이른 아침 밖으로 나가거나 자기 전에 조명을 어둡게 유지하면 일주기리듬을 맞추는 데 도움이 된다.

6
자극을 줄인다
자기 전에는 소셜미디어나 이메일 확인을 자제하는 것이 바람직하다. TV 채널을 고를 때도 한 번 더 생각하자. 지나친 자극을 주는 액션 영화는 오히려 수면에 방해가 된다.

좋은 수면 루틴
수면 위생이 자칫 차가운 임상적 용어처럼 들릴 수 있으나, 사실 좋은 수면 습관을 위한 일종의 규칙이다. 여기 소개된 방법을 그대로 지킬 필요는 없다. 처방전보다는 시작점에 가깝다. 자유롭게 응용해 나만의 수면 루틴을 만들어보자.

앞으로 함께 살펴보겠지만, 여러 다양한 요소들이 수면의 질에 영향을 미친다. 좋은 수면 습관을 형성하면 숙면이라는 목표에 한 걸음 더 가까이 다가갈 수 있다. 마음을 느긋하게 먹는 것이야말로 가장 유익한 습관임을 꼭 기억하자. '완벽한' 조건을 갖추어야 한다는 강박관념은 오히려 역효과를 불러일으킨다. 자기 관리의 일환으로 수면 위생을 일상에 녹여보자. 긴장을 풀고 푹 잘 수 있는 환경을 만드는 데 초점을 둔다.

7

편안함이 핵심이다

수면에는 모든 감각이 동원된다. 실내 온도를 시원하게 유지하고 편안한 침대와 침구, 잠옷 등을 준비하면 좋다.

10

긴장을 푼다

스트레스는 수면 장애를 유발한다. 나에게 즐거움을 주는 긴장완화요법을 찾아 주기적으로 실천하면 도움이 된다(80~81쪽 참고).

8

활동적으로 움직인다

운동은 일주기리듬 조절에 효과적이다. 운동 후에는 마무리 시간과 휴식 시간을 충분히 가지고 침대에 눕는 것이 좋다(82~83쪽 참고).

12

소음을 차단한다

갑작스러운 소음은 자는 사람을 놀라게 만들어 수면을 방해한다. 꾸준히 지속되는 소음 또한 수면의 질을 떨어뜨린다. 귀마개나 사운드 마스킹 기기가 도움이 된다(188~189쪽 참고).

11

은신처를 만든다

침실을 수면을 위한 은신처로 꾸민다. 이때 취향을 반영해 머물고 싶은 공간을 만드는 것이 핵심이다(170~171쪽 참고).

9

낮잠을 잔다

에너지 충전을 위해 알람을 30분 후로 맞춘 다음 눈을 감는다. 낮잠이 30분 이상 지속되면 깊은 수면 상태에서 일어나게 되므로 상쾌한 기분 대신 나른하고 몽롱해진다.

수면 일기

수면 일기의 목적이 단순히 수면 패턴을 기록하는 것이라고 생각한다면 오해이다.
지난 24시간 동안 했던 일들을 돌아보는 자료도 될 수 있다. 수면 습관을 좀 더 자세하게
파악할 수 있고 수면과 일상 생활이 어떤 영향을 주고 받는지도 알 수 있다.

수면 일기에는 기상 시간, 식사 시간, 운동, 흡연, 카페인 섭취, 음주, 취침 전후에 하는 일들, 취침 시간, 한밤중에 잠에서 깰 때 등을 기록해두면 좋다. 수면 패턴이 한눈에 들어오고 수면의 질과 양에 관련된 요소들을 분석할 수 있기 때문이다.

하루 동안 느꼈던 감정이나 체력 변화 등을 수면 일기에 작성해보자. 잘 자기 위한 조건을 이해하는 데 도움이 된다. 침대에 누운 후 잠이 들기까지 걸리는 시간을 관찰해 기록한다.

수면 클리닉을 방문할 때 수면 일기가 매우 유용하게 쓰일 것이다. 수면 전문가가 좀 더 정확하게 문제를 진단할 수 있기 때문이다. 기록된 내용을 토대로 수면 효율(32~33쪽 참고) 계산도 가능하다. 더욱 향상된 수면 습관을 형성하려면 측정 가능한 목표를 세워야 하는데, 수면 일기 덕분에 이미 출발점에 서 있는 셈이다.

다음에 나온 수면 일기를 참고해 약 2주 동안 집에서의 수면 패턴을 기록해보자. 정확한 시간 기록에 얽매이지 않아도 좋다. 오히려 시계를 바라보느라 잠이 달아날 수도 있으니 편하게 생각한다. 아침에 일어난 후 간단하게 일기를 작성하고 하루 동안 틈틈이 내용을 추가해보자. 2주가 지나고 나면 일정한 패턴이 보일 것이다. 스트레스를 많이 받은 날에 유독 잠을 설치는지, 자기 전에 목욕을 하면 평소보다 숙면하는지, 또는 쉬면서 긴장을 풀면 더욱 효과가 좋은지 등을 확인한다. 수면을 방해하는 요소를 찾은 후에는 이를 해결하는 데 집중한다.

수면 상태와 원인을 기록하려면

커피를 마시거나 운동하는 등 여러 활동에 대한 내용을 기록해두면 이러한 요소가 수면에 어떤 영향을 미치는지 알 수 있다. 본문에 나온 수면 일기는 어디까지나 예시이므로, 내게 필요한 정보가 담기도록 얼마든지 수정해도 좋다.

□ 잠에서 깬 상태
● 침대에 누웠지만 잠들지 않은 상태
■ 수면 상태
○ 한밤중에 잠에서 깬 상태
⊠ 낮잠

기록한 시간을 토대로 수면 효율을 계산할 수 있다.
잠을 자는 데 소요된 시간(분)을 침대에서 머문
시간(분)으로 나눈 다음 100을 곱한다.

그림으로 표현되어 있어 수면 패턴을
한눈에 확인할 수 있다

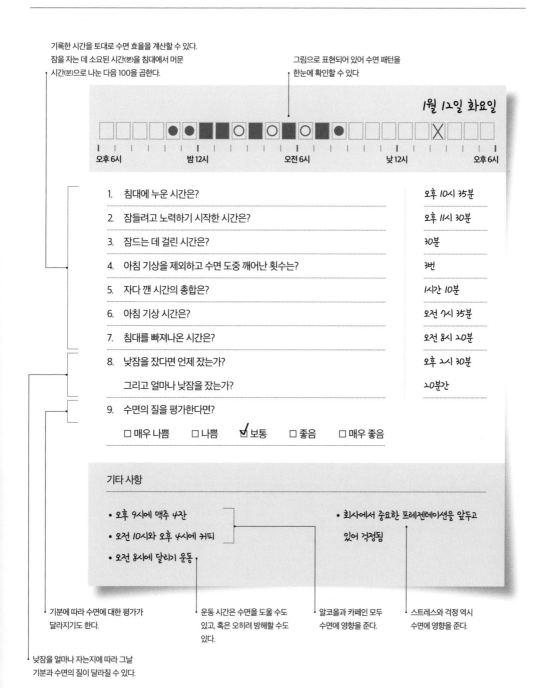

1월 12일 화요일

오후 6시 | 밤 12시 | 오전 6시 | 낮 12시 | 오후 6시

1. 침대에 누운 시간은? — 오후 10시 35분

2. 잠들려고 노력하기 시작한 시간은? — 오후 11시 30분

3. 잠드는 데 걸린 시간은? — 30분

4. 아침 기상을 제외하고 수면 도중 깨어난 횟수는? — 3번

5. 자다 깬 시간의 총합은? — 1시간 10분

6. 아침 기상 시간은? — 오전 7시 35분

7. 침대를 빠져나온 시간은? — 오전 8시 20분

8. 낮잠을 잤다면 언제 잤는가? — 오후 2시 30분

   그리고 얼마나 낮잠을 잤는가? — 20분간

9. 수면의 질을 평가한다면?
   ☐ 매우 나쁨   ☐ 나쁨   ☑ 보통   ☐ 좋음   ☐ 매우 좋음

기타 사항

• 오후 9시에 맥주 4잔
• 오전 10시와 오후 4시에 커피
• 오전 8시에 달리기 운동

• 회사에서 중요한 프레젠테이션을 앞두고
  있어 걱정됨

기분에 따라 수면에 대한 평가가
달라지기도 한다.

운동 시간은 수면을 도울 수도
있고, 혹은 오히려 방해할 수도
있다.

알코올과 카페인 모두
수면에 영향을 준다.

스트레스와 걱정 역시
수면에 영향을 준다.

낮잠을 얼마나 자는지에 따라 그날
기분과 수면의 질이 달라질 수 있다.

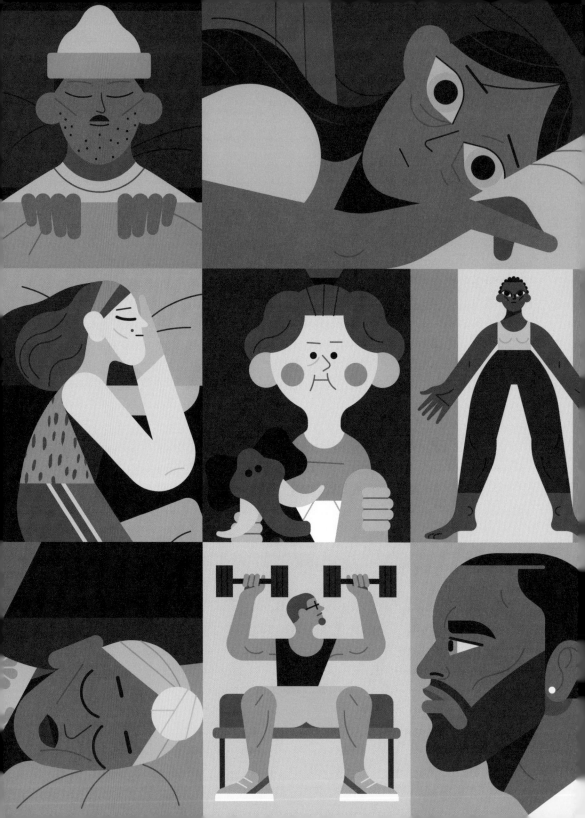

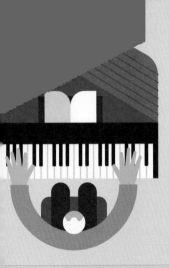
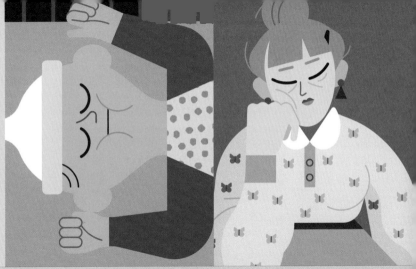

슬기로운 수면 생활

여러 가지 요소들이 좋은 쪽으로든 나쁜 쪽으로든 수면에 영향을 준다.

직업, 식습관, 운동 습관, 기저질환, 심지어 배우자 또는 반려동물까지 말이다.

그렇기 때문에 나의 수면 생활을 이해하는 것이 무엇보다 중요하다.

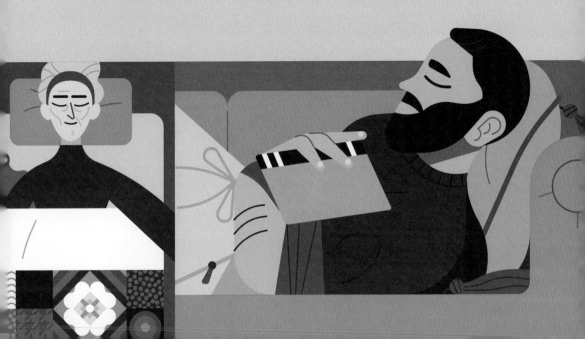

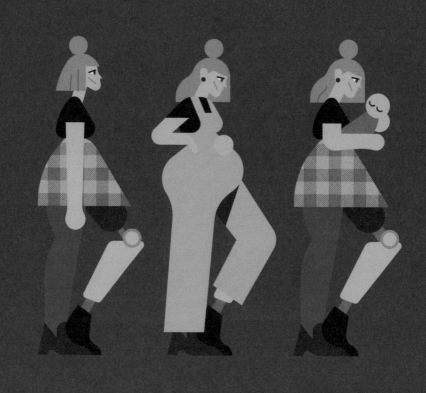

삶의 단계마다의 수면

사는 동안 우리의 몸과 주변 환경은 변화를 거듭한다. 수면 욕구 또한 마찬가지다. 인생의 중요한
단계마다 여러 문제들이 도사리고 있어 충분한 수면에 걸림돌이 되기도 한다. 그러나 제대로 된 지식과
전략으로 무장한다면, 현명하게 극복하거나 처음부터 문제가 되지 않도록 미리 방지할 수 있다.

아기에게 수면 훈련을 해야 할까?

수면 훈련이란 아기가 혼자서도 잘 자도록 유도하는 부드럽고 순한 기술들을 포괄적으로 가리킨다.

아기가 정해진 수면 일정에 맞춰 잠을 자도록 유도해야 하는 이유는 다양하다. 아기 입장에서 볼 때, 스스로를 달래고 혼자 힘으로 잠들며 일관된 수면 패턴에 익숙해지는 과정은 발달과 건강 측면에서 매우 중요하다. 부모 역시 잠을 잘 자야 아기를 돌보는 역할에 최선을 다할 수 있다.

신생아는 일주기리듬이 자리 잡기까지 서너 달이 걸리며 멜라토닌 수치가 비교적 낮다. 이 시기에는 수면 패턴 형성이 생물학적으로 힘들 뿐더러 큰 의미가 없으므로 출생 후 3개월이 될 때까지 기다리는 것이 좋다.

대다수 부모에게 수면 훈련과 취침 루틴이라는 주제는 많은 감정을 불러일으킨다. 수면 훈련 방법을 주제로 연구가 진행되어 왔지만 아직까지 뚜렷한 결과는 나오지 않았다. 현실적으로 대규모 연구는 수행하기 어려운데다, 아기의 수면 습관에 관한 부모의 관찰 결과가 지극히 주관적이라 유사점을 찾기 힘들기 때문이다. 수면 훈련에 대해 부모가 어떤 결정을 내리

울고 보채도

아기가 울거나 잠투정을 하면 지켜보는 입장에서는 매우 가슴이 아프다. 하지만 심각한 문제가 있어서 우는 것은 아니다. 한 연구 결과에 따르면, 짧게 울고 잠이 든 아기는 기상 후에도 코르티솔(스트레스) 수치가 높아지지 않는다. 관련 후속 연구에서도 아기가 울고 보채도 부모와의 관계가 나빠지지 않는 것으로 밝혀졌다.

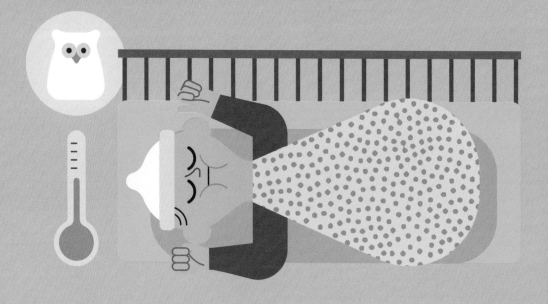

든 개인적인 선택이다. 수면과 관련된 다른 문제들이 그렇듯이, 성공이 보장된 만능 해결책은 존재하지 않는다. 이가 나는 과정, 급성장기, 주변 환경의 변화 등에 따라 아기의 수면 루틴이 흔들리기도 하는데 이는 매우 정상적인 현상이다. 아기가 성장할수록 수면 패턴은 바뀌기 마련이다. 영원한 것은 없다. 아기가 잠들지 않아 고단한 밤도 언젠가는 끝이 찾아온다.

차분한 취침 준비

수면 훈련을 하든 하지 않든, 잠이 잘 오는 편안하고 조용한 환경은 아기와 부모 모두에게 도움이 된다.

- **졸린 상태로 재운다:** 아기가 완전히 잠든 후보다는 졸려 할 때 눕히는 것이 좋다. 잠에서 깼을 때 주변 환경이 익숙하지 않으면 혼자 힘으로 다시 잠들기 어려워한다.

- **적당한 실내 온도를 유지한다:** 너무 더우면 오히려 수면을 방해할 수 있으므로 18~20℃가 적절하다. 추위를 느끼고 깨지 않도록 얇은 이불을 준비한다.

- **밤에는 조명을 어둡게 한다:** 너무 밝은 조명은 졸음을 달아나게 만든다. 수유 등을 위해 아기 방에 불이 필요한 경우에는 콘센트에 꽂아 쓰는 저조도 붉은 조명이 좋다. 붉은 빛은 수면 패턴을 덜 방해한다.

- **같은 시간에 깨운다:** 늦게 잠들거나 밤중에 깨기를 반복하더라도 기상 시간은 일정하게 지키는 것이 바람직하다. 낮 동안 올라간 수면 압력 덕분에 다음 취침 시 좀 더 수월하게 잠든다.

수면 훈련 테크닉

점진적 소거법/퍼버식 훈련법

아기가 어느 정도 졸린 상태일 때 침대에 눕힌 후, 1분이 지나면 방을 나온다. 그리고는 다시 방으로 돌아간다. 안아주거나 들어올리는 대신 가볍게 쓰다듬고 말을 건넨다. 아기가 홀로 잠들 때까지 방을 비우는 시간을 점진적으로 늘려 나간다.

의자요법

'진을 치고 기다린다'라는 의미에서 캠핑아웃(camping out) 훈련법이라고도 부른다. 아기 침대 가까이에 의자를 두고 잠들 때까지 옆에서 기다린 다음 방을 나온다. 매일 밤 의자 위치를 침대에서 조금씩 멀리 옮긴다. 의자가 방문과 가까워질 때쯤 아기는 보호자가 한 방에 없어도 잠자는 요령을 터득하게 된다.

취침 시간 앞당기기

아기의 생체시계를 앞당겨 좀 더 일찍 잠들도록 유도하는 훈련법이다. 며칠 또는 몇 주에 걸쳐 취침 시간을 15분 간격으로 서서히 앞당긴다. 아기가 바뀐 취침 시간에 적응하지 못하면 다시 원래대로 돌아간다.

울음요법(소거법)

퍼버식 훈련법과 비슷하다. 차이점은 아기를 재운 후 울거나 보채도 달래지 않고 그대로 둔다는 것이다. 논란이 많은 방법으로, 아기와 부모 모두에게 힘들 수 있으므로 추천하지는 않는다.

피곤한 아기는
어떻게 재워야 할까?

바쁜 하루를 보내느라 유난히 지친 아기가 쉽게 잠들지 못하고 계속해서 칭얼거릴 때가 있다. 졸릴 타이밍을 이미 놓친 탓에 피곤해하던 1시간 전과 달리 아예 잠들 생각이 없어 보이면 그야말로 곤혹스럽다.

힘들거나 자극적인 하루를 보낸 아기는 몹시 피곤한 상태에서 감각 과부하를 경험한다. 교감신경계(208~209쪽 참고)에 무리가 가고, 스트레스 호르몬인 아드레날린과 코르티솔이 분비되면서 수면 욕구의 중요성이 낮아진다. 이때 아기를 안고 흔드는 간단한 방법으로 이를 원래대로 되돌릴 수 있다.

자장자장 우리아가

산모 뱃속에서 계속해서 진동을 느낀 태아는 자연스럽게 흔들림과 안정감을 연상하게 된다. 이후 생후 12개월 동안 부모의 품 속, 아기 띠, 흔들의자, 유모차, 붕붕카 등 다양한 방식을 통해 진동에 노출되는데, 그 결과 이러한 움직임과 수면을 연관 지어 받아들인다.

연구에 따르면 흔들림은 진정 효과와 관련된 여러 가지 심장 반응과 운동 반응을 일으킨다. 또한 아기의 고유 수용성 감각(177쪽 참고), 즉 신체에 대한 자각 능력을 향상시킨다. 이러한 동작은 아기뿐만 아니라 어른에게도 유익하다. 진동이 잠드는 속도를 높이고 회복에 도움되는 서파수면 시간을 연장한다는 성인 대상 연구 결과가 이를 뒷받침한다.

아기가 지나치게 피곤해 보일 때는 평소 수면 루틴을 시작하기 전에 흥분을 가라앉혀야 한다. 잠드는 시간이 평소보다 더 오래 걸리지만, 수면을 부정적으로 인식하는 것보다는 낫다. 재운다는 느낌보다는 부드럽게 달래는 기분이 들도록 흔드는 것이 핵심이다. 잘못하면 안고 움직여야만 잠이 드는 습관이 들 수도 있다.

우는 아기를 안고 앉아있는 것보다 일어서서 움직이면 훨씬 빠른 속도로 **심장박동수가 떨어진다**는 연구 결과도 있다.

유아를 한 번도 깨지 않고 푹 재우려면 어떻게 해야 할까?

활동적이고 호기심이 왕성한 유아기에는 끊임없이 주변을 탐험하고자 한다. 이런 특성 때문에 잠드는 것도, 또 잠든 이후에 깨지 않는 것도 어려운 숙제가 될 수 있다.

주변 환경을 정확하게 인식할 수 있는 1~2세 유아는 모든 일에 관심이 많고 알고자 하는 욕구가 강하다. 또한 이 시기에는 신체 기능, 인지 기능, 사회적 기능, 그리고 운동 기능이 꾸준하게 발달한다. 때문에 통잠(한 번도 깨지 않고 푹 자는 잠)을 재우는 일이 쉽지 않을 수 있다. 아이마다 효과는 다르겠지만, 수면을 유도하는 몇 가지 핵심 전략이 도움이 될 것이다.

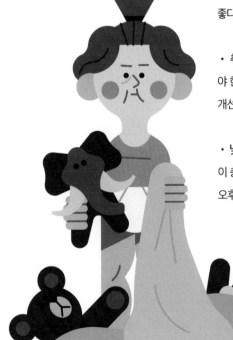

- **일관성이 중요하다**: 규칙적인 취침 시간과 기상 시간은 유아가 자야 할 때를 터득하도록 돕는다. 차분하지만 기분이 좋아지는 수면 루틴이 있으면 좋다. 취침 시간을 예측할 수 있어야 아기가 안정감을 느끼기 때문이다.

- **취침등과 타이머를 활용한다**: 조명을 끄고 주변이 어두워지면 이제 자야 한다는 생각을 유아의 머릿속에 심을 수 있다. 붉은 조명은 수면의 질을 개선하고 맑은 정신으로 일어나도록 돕는다.

- **낮잠 시간을 잘 고려한다**: 유아의 경우 5시간가량 깨어있어야 수면 압력이 충분히 올라가고 저녁에 잠을 설치지 않는다. 취침 시간이 오후 7시라면 오후 2시부터는 낮잠을 피하는 것이 바람직하다.

- **자극을 줄인다**: 장난감이 가득한 방은 침대를 벗어나 놀고 싶은 아이의 마음을 부추긴다. 장난감을 눈에 보이지 않는 곳으로 치워 방해 요소가 없는 쾌적한 수면 환경을 만들어보자.

수면 부족은
아동 발달에 어떤
영향을 미칠까?

성장호르몬은 깊은 수면 단계에서 가장 활발하게 분비된다. 때문에 습관적으로 잠을 설치면 우리 몸에 꼭 필요한 체내 화학물질인 성장호르몬이 제대로 만들어지지 않는다.

성장호르몬은 아동의 전반적인 발달 과정에 굉장히 중요하다. 성인이 된 후에는 체력을 유지하고 물질대사를 조절하는 역할을 한다. 아이와 성인 모두 세포 재생을 위해 성장호르몬을 필요로 한다. 운동이나 부상, 질병으로부터 몸을 회복해야 할 때도 마찬가지다. 성장호르몬은 하루 종일 뇌하수체에서 분비되는데, 깊은 수면 단계에서 가장 많이 생성된다. 따라서 잠이 부족하면 체내 성장호르몬 수치가 낮아진다.

다행스러운 점은 수면 부족이 아동 발달에 큰 영향을 미치지 않는다는 것이다. 성장호르몬이 줄어들긴 하지만, 급성장기에 엄청난 양의 호르몬이 분비되면서 모자란 부분을 채우기 때문이다.

반면에 성인의 경우 더 큰 타격을 받는다. 수면 부족으로 인해 성장호르몬 분비가 원활하지 않으면, 근육량이 낮아지고 체력이 떨어지며 머리카락이 얇아지거나 뼈가 약해질 수 있다. 물론 다른 요인들도 있겠지만, 우리 몸이 본연의 발달 기능과 회복 기능을 제대로 수행하려면 깊은 잠을 충분히 자야 한다.

성장호르몬 분비

하루 종일 꾸준하게 분비되다가 식사 또는 운동과 같은 특정 행위를 할 때 갑자기 치솟는다. 깊은 수면 단계에서 가장 많이 생성된다.

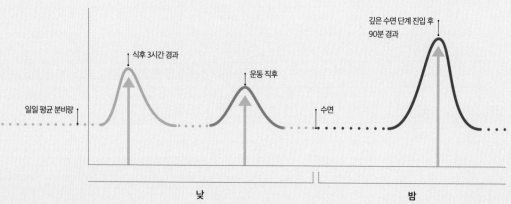

식후 3시간 경과

운동 직후

깊은 수면 단계 진입 후 90분 경과

일일 평균 분비량

수면

낮

밤

우리 아이 야경증, 고칠 수 있을까?

야경증에 시달리는 아이를 둔 부모라면 속타는 마음을 쉽게 공감할 수 있을 것이다.

자다가 갑자기 불안 상태를 보이는 야경증 증상은 한번 시작되면 15분 정도 지속된다. 비교적 금방 지나가는 편이다. 아이는 소리를 지르거나 땀을 흘리기도 하고 두려움에 떨거나 몸을 움직이는 등의 행동을 보이다가 순식간에 다시 잠든다. 렘수면 단계에서 일어나며 기억에 남는 악몽과 달리, 이는 보통 비렘수면 단계에 속하는 수면 초반에 나타난다. 이러한 증상은 꿈이라고 분류할 수 없다. 그보다는 투쟁-도피 반응에 의해 불안과 두려움이 급작스럽게 표출된 것으로 아드레날린이 급격하게 치솟는다.

야경증 증상을 보이는 동안 아이는 눈을 뜨고 있지만 완전히 깨어난 상태가 아니므로 사람을 알아보지 못한다. 증상이 지속되는 도중에 아이를 깨워서 달래면 오히려 혼란을 줄 수 있고 다시 진정하는 데 오래 걸릴 수 있다.

걱정하지 않아도 된다

야경증의 원인에는 스트레스, 피로, 바뀐 수면 시간, 약물, 고열 등이 있다. 남아보다 여아가 더 취약하다. 쌍둥이를 대상으로 진행된 연구를 살펴보면 유전 성분이 영향을 미칠 수도 있다는 점을 알 수 있다. 몽유병과의 연관성을 설명하는 연구 결과도 있다. 부모 둘 다 몽유병이 있었거나 현재 있는 경우 아이가 야경증을 경험할 확률이 높으며, 야경증 증상을 보이는 아이들 중 약 3분의 1이 자라면서 몽유병을 겪는 것으로 나타났다.

부모 입장에서는 야경증에 시달리는 아이가 매우 걱정스러울 것이다. 하지만 아이의 신체나 정신 상태에 영구적인 피해는 없으므로 안심해도 좋다. 실제로 대부분의 아이들이 야경증을 경험한 일 자체를 기억하지 못한다. 일반적으로 2~4세일 때 가장 많이 나타나는데, 12세까지도 야경증이 지속되는 경우도 더러 있다. 보통 청소년기에 접어든 이후에는 증상이 자연스럽게 사라지므로 크게 걱정할 필요는 없다.

야경증에 시달리는 아이를 도와주는 방법

매일 밤 비슷한 시간에 증상이 시작된다면 직전에 부드럽게 깨운다. 방금까지 깊은 잠을 자고 있던 아이는 일어난 후에도 금세 다시 잠들 것이다. 이를 일주일 동안 반복해보자. 수면의 질을 방해하지 않고도 야경증 증상을 완화하는 데 도움이 된다.

10대 자녀가 수면 욕구를 충족하는 학교 생활을 하고 있을까?

매일 아침 10대 아이를 깨워 학교에 보내는 일이 얼마나 어려운지는 청소년 자녀를 둔 부모가 제일 잘 알 것이다. 그런데 아침마다 아이가 비몽사몽인 상태로 집중하지 못하는 것은 단순히 게을러서일까? 아니면 다른 원인이 있는 것일까?

10대 청소년은 사춘기를 지나며 폭풍과도 같은 호르몬 변화와 만성 수면 부족에 시달린다. 게으르기 때문에 오전 수업에 집중하지 못하는 것이 아니라 몸이 필요로 하는 수면 루틴이 제대로 지켜지지 않기 때문일 수도 있다. 청소년과 성인의 수면 욕구는 당연히 다르다.

변화하는 생체시계

성장호르몬과 성호르몬이 치솟는 사춘기가 시작되면 일주기리듬(22~23쪽 참고)이 2시간 정도 늦춰진다. 이에 따라 오후 늦게 멜라토닌(졸음 호르몬)이 생성된다. 청소년에게 오후 11시에 잠들라는 것은, 성인에게 초저녁인 오후 8시에 취침하라는 것이나 마찬가지다. 오전 7시 기상 역시 성인 기준으로 보자면 새벽 4시에 눈을 뜨는 것이니 힘겨울 수밖에 없다.

많은 청소년이 잠이 오지 않아 밤늦게까지 인터넷을 하며 시간을 보내는데, 오히려 뇌가 계속해서 자극에 노출되면서 잠이 달아난다. 결국 '사회적 시차증'으로 이어져, 등교하는 주중에 충분히 자지 못한 잠을 주말에 보충한다. 이런 현상이 반복되다 보면 학교생활을 충실히 하는 데 어려움을 겪게 된다.

이러한 측면에서 청소년의 등교 시간을 늦추는 것이 좋은 방법이 될 수 있다. 실제로 이를 실행한 학교들을 살펴보면 모두 성적과 학생 참여도가 향상되었고 지각과 결석 횟수 또한 줄어들었다. 이러한 방법이 현실적으로 실현 불가능할 수 있다. 이럴 때는 다음에 소개된 요령을 응용해보자. 청소년이 낮 시간에 느끼는 졸음을 줄이는 데 효과적이다. 청소년기를 지나 성년기에 접어들면 생체시계가 원래대로 돌아오면서 시간차 역시 자연스럽게 사라진다.

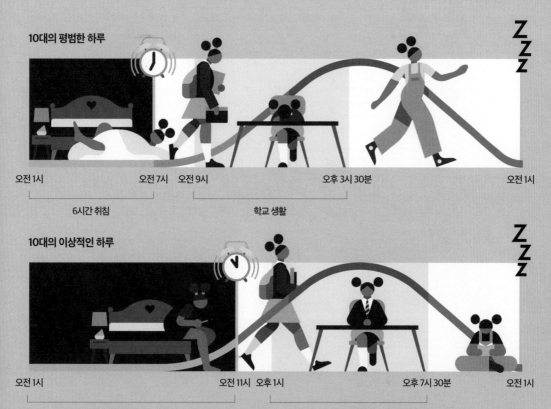

10대의 평범한 하루

오전 1시　　　　　　오전 7시　오전 9시　　　　　　오후 3시 30분　　　　　　오전 1시

6시간 취침　　　　　　　　　　학교 생활

10대의 이상적인 하루

오전 1시　　　　　　오전 11시　오후 1시　　　　　오후 7시 30분　　　　오전 1시

10시간 취침　　　　　　　　　　학교 생활

일러두기

　수면 중
　비몽사몽인 상태
　어느 정도 각성한 상태
　완전히 각성한 상태

늦게 잘수록 학습 능률이 오른다

위 그림을 살펴보면 하루 동안 변화하는 청소년의 각성 상태를 알 수 있다. 등교 시간이 늦춰진 이상적인 하루 일과의 경우, 완전하게 각성한 상태에서 수업에 집중할 수 있다. 반면 평범한 하루 일과에서는 수업이 끝나는 시점에 각성 상태가 최고조에 다다른다.

졸음에 허덕이는 청소년을 돕는 방법

· 아이가 아직 어리다면 자기 전 디지털 기기 사용을 제한한다. 다 큰 청소년의 경우 매일 밤 정해진 시간에 와이파이를 끄는 것도 효과적이다. 솔선수범하는 부모의 모습을 보여줄 기회이기도 하다! 독서나 팟캐스트 청취 등 긴장을 완화하고 잠을 방해하는 스트레스 호르몬 코르티솔을 적정 수준으로 유지하는 취침 루틴을 제안하는 것도 좋다.

· 아침에는 밝은 조명을 반대로 밤에는 어두운 조명을 사용하면, 청소년의 수면 패턴을 원래대로 되돌리는 데 도움이 된다. 아이 침실의 조명을 낮추거나 주황빛 또는 붉은 빛의 취침등으로 바꿔보자.

전자기기 사용시간은 10대 자녀의 수면에 얼마나 큰 영향을 미칠까?

모든 연령대에서 전자기기 사용이 늘어나는 추세이지만, 10대는 더욱 그렇다. 청소년 자녀를 둔 부모는 디지털 기기가 아이의 수면에 미치는 영향에 대해 얼마나 걱정해야 할까?

디지털 기기가 침실의 흔한 물건으로 자리 잡는 동안, 더 많은 청소년이 수면 문제를 호소하고 있다. 어쩌면 두 가지 현상 사이에 연관 관계가 있을지도 모른다. 그런데 최근 연구 결과를 살펴보면 전자기기 사용시간이 어린이의 수면에 큰 영향을 주지 않는 것을 알 수 있다. 측정해봤더니 전자기기를 1시간씩 사용할 때마다 줄어든 수면 시간은 고작 몇 분이었다.

그렇다면 전자기기를 들여다보는 시간이 아닌, 어떻게 그리고 언제 사용하는지에 따라 청소년의 수면 상태가 달라지는 것일까? 자연스럽게 졸리기 시작해야 할 저녁 시간에 디지털 기기를 사용하게 되면 화면을 통해 접하는 흥분과 관심이 수면 욕구에 비해 압도적으로 커진다. 이러한 자극은 청소년이 잠들지 못하는 원인 중 하나이다.

사실 문제를 해결하는 방법은 간단하다. 전자기기를 적당한 시간까지만 사용한 후 끄도록 하는 것이다. 물론 시도해본 적이 있다면 잘 알겠지만, 말처럼 쉽지 않다. 대개 열띤 언쟁이 뒤따르기 때문이다. 청소년의 생체시계는 성인인 부모보다 느리다(48~49쪽 참고). 게다가 밤늦게까지 인터넷을 매개체 삼아 소통하고 싶은 충동은 다스리기 쉽지 않다. 대부분 10대는 인생의 상당 부분을 온라인에서 보낸다. 또한 인터넷에 접속하지 못해 친구들과 교류하지 못할 때는 나만 소외되고 있다는 불안한 심리, 즉 포모증후군(FOMO Syndrome, Fear Of Missing Out)에 시달린다.

청소년 자녀가 햇빛과 같은 자연광을 충분히 쐬고 낮 시간에 운동하도록 유도해보자. 두 가지 방법 모두 수면의 질을 극적으로 향상시킨다(34~35쪽 참고). 또한 자녀의 고민거리를 열린 마음을 경청하는 것 역시 효과적이다. 마음의 짐을 덜어낼 수 있도록 도울 수 있다. 잠드는 순간까지 손에서 놓지 않는 스마트폰보다는 차분하고 규칙적인 취침 루틴이 포모증후군 완화에 도움이 된다는 점을 충분히 이해시킨다.

전자기기를 **1시간** 사용할 때마다

=

3~8분의 수면이 달아난다

" " _____

수많은 10대에게
극심한 스트레스를 주는
포모증후군은 수면과도
밀접한 관련이 있다.

10대 자녀가 낮에 예고도 없이 졸기 시작하는 이유는 무엇일까?

청소년기 아이가 틈만 나면 졸려 하는 것은 지극히 정상적인 일이다. 그러나 깬 상태를 유지할 정도의 외부 자극에도 불구하고 계속해서 졸음에 허덕인다면, 문제가 생각보다 심각할 수도 있다.

갑자기 일시적으로 의식을 잃는 기면증은 나이를 가리지 않지만 주로 청소년기에 나타난다. 기면증에 시달리는 사람의 절반 이상이 10대 때 처음으로 증상을 겪는다.

기면증은 2,500명 중 1명 꼴로 발현하는 흔치 않은 질병이다. 밤중에 자다 깨기를 반복하기 때문에 정상적인 수면이 불가능한데, 이는 다음 날 주간과다졸림증(excessive daytime sleepiness, EDS)으로 이어져 아무 때나 고개를 끄덕이며 졸도록 만든다. 기면증 증상이 나타나는 동안 환자는 마치 잠들 때처럼 빠르게 렘수면 단계에 도달하며 보통 환시를 경험한다.

기면증 환자 중 일부는 증상이 더욱 극단적인 탈력 발작을 겪기도 하는데, 즉 근육을 갑자기 제어하지 못해 맥이 풀리듯 쓰러진다. 탈력 발작 중인 환자는 의식이 없는 것처럼 보일 수 있다. 하지만 일시적으로 마비되었을 뿐 완전히 깨어있는 상태이다. 대개 긍정적이고 격한 감정과 그에 따른 행동이 증상을 유발한다. 소리 내어 웃는 것처럼 말이다. 즐겁고 기분 좋은 자리에서 탈력 발작이 시작되면 곤란한 상황이 발생하기도 한다.

기면증의 원인은 무엇일까?

연구 결과에 따르면 오렉신이라고도 부르는 히포크레틴 부족과 관련되어 있는 것으로 보인다. 히포크레틴은 수면/기상 주기를 정상적으로 유지하는 신경전달물질이다. 히포크레틴이 정상 수치보다 떨어지면 수면/기상 주기를 조절하는 스위치가 하루 종일 켜졌다 꺼지기를 반복한다. 관련 연구가 아직 진행 중이며 나이, 유전, 특정 감염병이나 질환과 같은 요소 역시 기면증을 유발한다고 알려져 있다.

전문가의 도움

10대 자녀가 기면증 증상을 보인다면 반드시 의사와 상의해야 한다. 기면증은 평생 지속되기도 하지만, 적절한 약물 치료와 효과적인 수면 위생을 병행한다면 충분히 관리가 가능하다.

시험 기간에 10대 자녀의 수면을 어떻게 관리해야 할까?

사춘기 자녀에게 시험은 견디기 힘든 난관이다. 성적에 대한 압박감에 생체시계까지 흔들리면서 수면 부족으로 이어질 수 있다.

앞에서 우리는 사춘기에 접어들면 일주기리듬이 조금씩 연기된다는 점을 살펴봤다(18~19쪽 참고). 그렇기 때문에 10대 자녀는 늦게 자고 또 늦게 일어나고 싶은 욕구를 느낀다. 하지만 시험 기간에 정해진 일정을 엄격하게 지켜야 하므로 취침 시간과 기상 시간을 일주기리듬에 맞추기가 어렵다. 효과적인 학습과 기억 강화를 위해 반드시 필요한 수면량을 채우지 못하는 것이다. 밤을 새워 공부하는 벼락치기는 오히려 역효과를 불러오며 수면 부족과 수면 부채로 이어질 가능성이 크다.

시험 기간에는 건강한 수면 위생 습관(34~35쪽 참고)을 유지하도록 지도하는 것이 무엇보다 중요하다. 부모의 도움을 받아 공부 루틴을 만드는 것도 좋은 방법이다. 공부를 하다가 틈틈이 낮잠을 자두면 시험 기간 동안 일찍 일어나느라 쌓인 수면 부채를 어느 정도 해소할 수 있다.

낮잠 보조 학습법

오전 공부가 끝나면 낮잠을 잔 후 오후와 저녁에 공부를 계속한다. 부족한 수면을 미리 보충하면 일찍 일어나야 하는 시험 당일의 부담을 낮출 수 있다. 하루에 6시간 정도 잔다고 가정하고 긴 낮잠까지 더하면, 총 수면 시간으로 7시간 30분을 확보하는 셈이다.

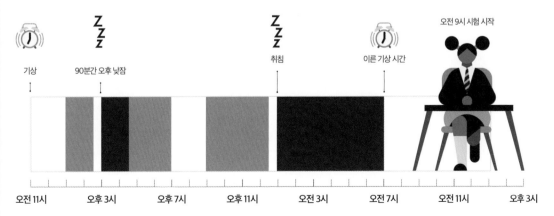

일러두기
- 깨어있는 상태/휴식 중
- 공부 시간
- 수면 시간

기상 | 90분간 오후 낮잠 | 취침 | 이른 기상 시간 | 오전 9시 시험 시작

오전 11시 | 오후 3시 | 오후 7시 | 오후 11시 | 오전 3시 | 오전 7시 | 오전 11시 | 오후 3시

수면과 학습 능력은 서로 관련이 있을까?

하루 동안 수집한 정보를 뇌에서 효과적으로 처리하고 저장하려면 반드시 수면이 필요하다. 자는 동안 나중에 꺼내 쓸 수 있는 기억이 만들어지고 또 정리된다.

수면은 우리가 무언가를 기억하거나 잊을 수 있도록 돕는다. 잠을 자는 동안 두뇌는 그날 보고 들은 것들을 빠짐없이 살펴보고 유용하거나 중요하다고 판단되는 정보들만 기억으로 저장한다. 정보가 전달되는 순간 재빠르게 손을 움직이는 서기들을 상상해보자. 불필요한 내용은 지우고 기억해야 하는 내용만 단기 기억을 거쳐 장기 기억으로 보낸다.

잠자는 동안 기억이 강화된다

수면과 학습을 다루는 연구 결과에 따르면 사실 또는 사건을 저장하는 서술 기억은 수면 초반부터 중반까지 나타나는 서파수면 도중에 강화된다. 반면에 자전거 타기처럼 의식하지 않고도 특정 과제를 수행할 수 있도록 하는 절차 기억은 중반 이후부터 시작되는 렘수면 단계 때 자리 잡는다.

흥미롭게도 최근 연구를 통해 수면 2단계 때 관찰되는 짧은 파열 형태의 수면 방추가 기억을 장기 저장소로 옮기는 데 중요한 역할을 한다는 점이 밝혀졌다. 밤이 깊어질수록 2단계에서 보내는 시간이 많아지므로 총 수면 시간이 학습 능력에 영향을 미친다고 유추할 수 있다.

수면이 정확히 어떻게 학습에 도움이 되는가는 복잡한 주제로, 추가적인 연구가 필요하다. 각각의 수면 단계가 서로 다른 형태의 기억에 기여한다는 측면에서 볼 때 모든 수면 단계를 빠짐없이 거치도록 충분한 수면을 취하면 학습과 기억 강화에 도움이 된다.

수면과 망각

나이가 들수록 서파수면의 질이 하락하는데, 뇌기능 저하와 기억 손실이 직접적으로 연관되어 있는 것으로 보인다. 치매와 알츠하이머병 예방에 양질의 수면이 어떤 도움을 주는지에 대한 연구가 진행되고 있다(206~207쪽 참고).

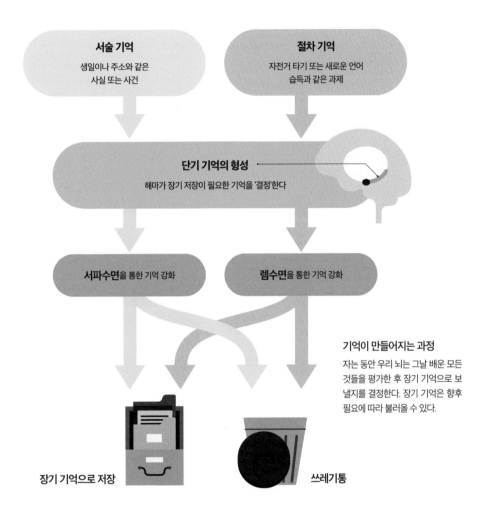

서술 기억
생일이나 주소와 같은
사실 또는 사건

절차 기억
자전거 타기 또는 새로운 언어
습득과 같은 과제

단기 기억의 형성
해마가 장기 저장이 필요한 기억을 '결정'한다

서파수면을 통한 기억 강화

렘수면을 통한 기억 강화

기억이 만들어지는 과정
자는 동안 우리 뇌는 그날 배운 모든 것들을 평가한 후 장기 기억으로 보낼지를 결정한다. 장기 기억은 향후 필요에 따라 불러올 수 있다.

장기 기억으로 저장

쓰레기통

학습능력을 높이는 요령

· 새로운 정보를 학습한 후 3시간 이내에 잠자리에 든다. 연구 결과에 따르면 기억 보존에 도움이 된다.

· 아침에 일어나면 전날 배운 내용을 복습한다. 기억이 다시 한번 활성화되면서 새로운 정보가 더욱 강화된다.

· 수면을 우선시한다. 관련 연구에서 하루 6시간 이상 자면, 기억력과 주의력이 25% 개선되는 것으로 나타났다.

임신은 수면에 어떤 영향을 미칠까?

산모는 임신 단계에 따라 수면과 관련된 여러 가지 힘든 일을 겪게 된다. 그래서 양질의 수면을 취하는 요령을 터득하는 것이 중요하다.

임신 중에는 아기의 성장과 발달을 촉진하기 위해 우리의 몸이 열심히 일하기 때문에, 이를 지탱하기 위한 더 많은 수면이 필요하다. 하지만 몸의 변화는 잠을 자는 것을 더 어렵게 만들기도 한다.

임신 초기(1~12주)

임신 후 첫 3달 동안은 에스트로겐, 프로게스테론, 그리고 임신 상태를 유지하기 위해 급증하는 태반성선자극호르몬의 수치가 높아 온몸이 따뜻하다. 또한 평소보다 잠이 많아진다. 반면에 에스트로겐 증가로 인한 유방통과 입덧 때문에 잠을 설치기 쉽다. 임신 초기에는 체온이 너무 올라가지 않도록 신경 써야 한다. 침실 온도를 선선하게 유지하고 얇은 이불과 잠옷을 준비하는 것이 좋다. 자는 동안 뒤척이다 보면 유방통으로 인해 가슴이 불편할 수 있다. 이때 가슴을 느슨하게 지지하는 면 소재의 브래지어를 착용하면 통증 완화에 도움이 된다.

임신 중기(13~28주)

불면증이 심해지거나 코골이와 수면 무호흡증으로 고생하기도 한다. 체중 증가와 에스트로겐 수치 상승이 원인일 수 있다. 태아가 자라면서 장기가 위로 밀리기 때문에 소화가 잘 안 되고 화장실을 찾는 횟수가 잦아진다. 움직이기 시작한 태아가 한밤중에 갈비뼈를 차는 바람에 잠에서 깨는 경우도 종종 생긴다. 잘 때 왼쪽으로 누우면 속쓰림과 코골이에 도움이 되며 혈액순환도 좋아져 태반에 더욱 많은 영양소를 공급할 수 있다. 잠이 잘 오지 않을 때는 수면 유도 효과가 과학적으로 입증된 라벤더 에센셜 오일을 활용해보자. 실내용 디퓨저를 사용하거나 에센셜 오일 몇 방울을 떨어뜨린 물을 잠들기 전 베개에 살짝 뿌린다.

낮잠의 중요성

임신 중에는 기회가 될 때마다 낮잠을 자는 것이 좋다. 야간에는 자다 깨기를 반복하게 되므로 낮 동안 틈틈이 자둬야 피로를 풀고 에너지를 충전할 수 있다. 연구 결과에 따르면 낮잠은 임신 도중 생길 수 있는 만성적인 수면 문제를 사전에 방지한다.

임신 후기(29~40주)

마지막 단계인 임신 후기에는 수면으로 인한 불편함이 가장 커진다. 배가 불러오고 체형이 완전히 달라지면서 요통, 소화 불량, 하지불안 증후군, 발목 부종 등의 증상이 나타나기도 한다. 방광을 압박하는 힘 또한 커지기 때문에 어쩔 수 없이 화장실을 자주 찾게 된다. 여분의 베개나 쿠션을 준비하면 더욱 편안한 자세로 잘 수 있다. 일반 베개보다 길이가 긴 '임신용 베개'는 머리부터 발끝까지 지지하도록 만들어진 제품으로, 임신 후기 산모들에게 유용하다. 출산하고 나면 잠을 방해하는 대부분의 문제들이 저절로 해소된다. 만약 하지불안 증후군이나 불면증, 코골이 등의 증상이 지속된다면 의사와 상담하는 것이 좋다.

최상의 수면 자세

임산부는 배가 점점 부를수록 옆으로 누운 자세가 편해진다. 다리 사이에 베개를 끼우는 자세 역시 척추를 곧게 유지해 요통 완화에 도움이 된다.

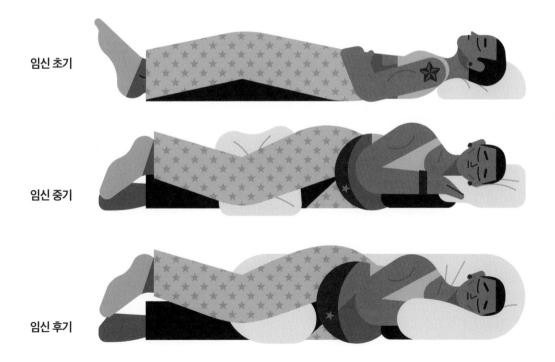

임신 초기

임신 중기

임신 후기

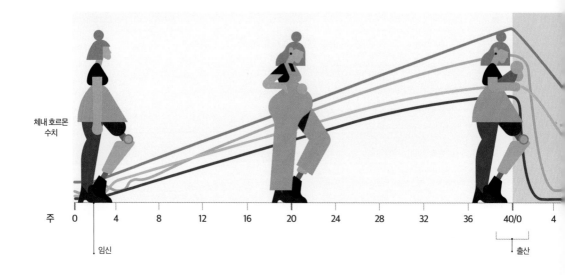

체내 호르몬
수치

주   0   4   8   12   16   20   24   28   32   36   40/0   4

임신   출산

수면 부족은 초보 부모의 건강에 해로울까?

갓난아기를 돌보다 보면 평소 수면 패턴이 흔들릴 수밖에 없다. 사실 완전히 망가지는 것에 가깝다. 잠이 턱없이 부족한 초보 부모의 신체적 건강과 정신적 건강이 쉽게 나빠지기도 한다.

출산 직후 산모는 호르몬 수치가 아직 불안정한 상태에서 수유를 위해 몇 시간에 한 번씩 일어나야 한다. 이는 수면의 질과 양에 엄청난 영향을 미친다. 성호르몬인 에스트로겐과 프로게스테론은 양질의 수면을 유도하고 잠들기까지 걸리는 시간을 줄인다. 아이를 낳고 나면 수치가 급격하게 떨어졌다가 몇 주가 지나야 정상 수준을 회복한다. 수면/기상 주기를 조절하는 스트레스 호르몬 코르티솔 역시 출산 직후 감소하는데, 이로 인해 평소 수면 패턴이 깨질 수 있다. 시간이 지나고 호르몬 수치가 서서히 정상으로 돌아온 후에는 좀 더 수월하게 숙면을 취할 수 있다.

초보 부모에게는 당연히 힘겹고 고단한 시기일 것이다. 그러나 다행히 육아 초반의 수면 부족이 장기적인 건강 문제로 이어진다는 근거는 찾아볼 수 없다. 일시적인 역경을 현명하게 이겨내는 다음의 테크닉을 참고해보자.

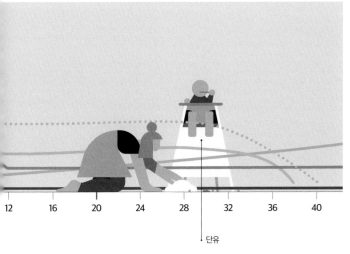

12   16   20   24   28   32   36   40

↑
단유

임신부터 출산까지의 호르몬 변화

임신 기간에는 성호르몬과 스트레스 호르몬이 계속해서 증가하다가 출산 직후에 급격하게 하락하다. 단, 모유 수유를 하는 경우 다른 호르몬과 달리 프로락틴 수치는 서서히 떨어진다. 호르몬은 출산 후 8주가 지나면 임신 전 상태로 돌아오며, 이후 원래 주기에 따라 오르내림을 반복한다.

일러두기
━━ 코르티솔
━━ 에스트로겐
━━ 프로게스테론
●●● 프로락틴(모유 수유 시)
━━ 프로락틴(분유 수유 시)

• **아기의 낮잠 시간에 맞춰 잠깐이라도 눈을 붙인다.** 낮잠을 통해 2단계 수면까지 도달할 수 있는데, 주의력 향상과 기분 전환에 도움이 된다.

• **공동 육아**를 하고 있다면 번갈아 가며 '야간 근무'를 맡는다. 한 사람만 피로에 시달리는 대신 공평하게 돌아가며 푹 잘 수 있다.

• **야간 수유 때는 조명을 어둡게 해야** 좀 더 수월하게 잠들 수 있다.

• **잠을 쫓는 방법으로 커피 또는 설탕**이 든 과자는 바람직하지 않다. 오히려 생체시계를 엉망으로 만들기 때문이다. 막상 자려고 누우면 잠이 달아나는 역효과가 나기도 한다.

• **취침 시간과 기상 시간을 원래대로 유지한다.** 잠을 설친 날에도 수면 패턴을 규칙적으로 지켜야 생체시계가 흔들리지 않는다.

모유 수유와 수면

임신 중에는 젖 분비를 조절하는 호르몬인 프로락틴이 20배까지 증가하는데, 모유 수유를 하는 산모의 경우 수치가 계속 높게 유지된다. 프로락틴은 렘수면을 유도한다. 실제로 몇몇 연구에서 모유 수유가 산모의 수면에 도움을 줄 수 있다는 사실이 나타났다. 하지만 모유 수유 여부와 기간을 결정하는 주요 요인으로 숙면을 꼽을 만큼, 수면 강화 효과가 그렇게 강력하지는 않다.

폐경기로 인한 수면 장애는 어떻게 극복해야 좋을까?

폐경기 여성 중 65% 정도가 잠을 제대로 잘 수 없다고 호소한다. 흔히 볼 수 있는 증상이다. 흔히 볼 수 있는 증상이다. 이를 완화하는 몇 가지 방법에 대해 알아보자.

한 달에 한 번씩 반복되던 생리가 멈추는 폐경기는 일반적으로 호르몬 변화에 따라 여러 단계로 나누어진다. 각 단계에서 일어나는 생물학적 변화로 인해 심각한 수면 장애에 시달리기도 한다. 여기에 폐경기의 대표적인 증상까지 더해지면 더욱 고통스럽다.

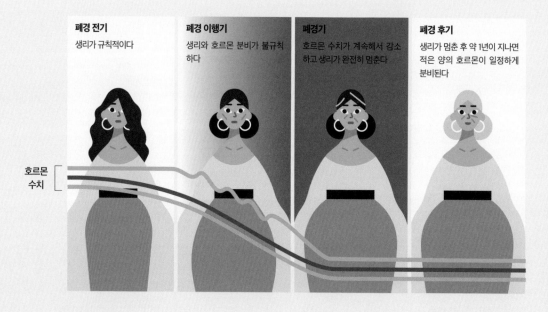

폐경 전기
생리가 규칙적이다

폐경 이행기
생리와 호르몬 분비가 불규칙하다

폐경기
호르몬 수치가 계속해서 감소하고 생리가 완전히 멈춘다

폐경 후기
생리가 멈춘 후 약 1년이 지나면 적은 양의 호르몬이 일정하게 분비된다

호르몬 수치

호르몬의 변화
폐경기가 다가올수록 호르몬 분비가 불규칙해지거나 감소하기 시작하는데, 이로 인해 다양한 증상이 나타난다.

일러두기
─ 에스트로겐
─ 프로게스테론
─ 멜라토닌

폐경기가 수면에 미치는 영향

생리가 점차 불규칙해지다가 완전히 멈추는 폐경 이행기에는 주요 성호르몬인 에스트로겐과 프로게스테론 분비량이 줄어든다. 들쑥날쑥한 에스트로겐 수치 때문에 잠자면서 식은땀을 흘리거나 일과성 열감이 발생한다. 또한 프로게스테론이 감소하면서 나타나는 불안, 우울함, 체중 증가 등의 증상은 모두 수면에 영향을 미친다. 수면 호르몬인 멜라토닌 또한 줄어드는데, 에스트로겐과 프로게스테론 저하뿐만 아니라 나이를 원인으로 들 수 있다. 때문에 많은 사람들이 쉽게 잠들지 못하거나 자다 깨기를 반복하기도 하고 일찍 눈이 떠지는 바람에 충분한 휴식을 취하지 못한다.

일과성 열감은 수면을 방해하는 대표적인 폐경기 증상 중 하나로, 갑자기 전신에 열감이 느껴지면서 땀이 나거나 심박수가 빨라지고 피부가 붉어진다. 대개 수분 내에 가라앉지만 심한 경우 20분 이상 지속되기도 한다. 일과성 열감 때문에 자다 깨거나 처음부터 잠들지 못하고 뒤척이지 않으려면 몸을 시원하게 유지해야 한다.

호르몬을 대체하다

폐경기로 인한 수면 장애 개선에는 호르몬 대체요법(hormone replacement therapy, HRT)이 효과적이다. 치료 방법에 따라 에스트로겐이나 프로게스테론을 단독 또는 병행해서 사용한다. 부족한 에스트로겐이 제공되면 열감 증상이 완화하거나 중단된다. 반면에 프로게스테론은 서파수면에 도움이 되며 추가적인 수면 장애를 유발하는 체중 증가를 억제한다. 의사와 상의해 호르몬 대체요법이 내게 알맞은 치료 방법인지 찾아보자. 폐경기로 인한 불안이나 우울증이 수면을 방해한다면, 상담과 같은 심리적인 도움을 구하는 것도 좋다.

수면 중 열감 대처 방법

• 땀에 젖은 옷을 바로 갈아입은 후 다시 잠들 수 있도록 침대 가까이에 여분의 잠옷을 준비한다.

• 다른 사람과 침대를 함께 쓴다면 냉각 효과가 있는 쿨링 매트리스를 한쪽에만 깔거나 두께가 다른 이불을 따로 덮고 잔다.

• 카페인이나 알코올처럼 열감을 유발하는 요인을 줄이거나 피한다.

• 두부나 병아리콩 등 피토에스트로겐이 많이 함유된 음식을 섭취한다. 호르몬 불균형을 개선해 열감 증상을 완화한다.

• 오메가-3 성분이 풍부한 기름진 생선과 아마씨를 먹거나 영양제를 복용한다.

나이가 들수록 잠을 설치는 이유는 무엇일까?

노화 과정에 따라 몸이 필요로 하는 수면량이 달라지는 것은 지극히 정상적인 일이다. 노인 수면 부족의 주요 원인으로 불규칙한 일주기리듬과 신체적 변화를 들 수 있다.

노년기에는 발육 기능이나 세포 재생 기능이 덜 중요해진다. 따라서 필요한 수면량도 살짝 줄어드는데, 생각만큼 변화의 폭이 크지는 않다(18~19쪽 참고). 건강을 위해 양질의 수면을 취해야 하지만, 나이가 들수록 젊은 때보다 수면의 질이 떨어지고 수면 부족에 시달리는 경우가 많다.

일주기리듬의 불균형

나이가 들면 실내에서 보내는 시간이 길어진다. 이는 자연광에 덜 노출된다는 말이다. 또한 멜라토닌 분비량이 자연스럽게 감소하면서 언제 잠들고 일어나야 하는지를 알려주는 생체 신호가 제 역할을 하지 못한다. 그 결과

나이가 들어도 잘 자는 습관

1

햇빛 노출 시간을 늘린다

매일 햇빛을 충분히 쬐는 습관을 들인다. 상황이 여의치 않다면 햇빛 효과를 내는 전구로 교체한다. 밝기가 5000~6500K인 제품이 적당하다.

2

필요하다면 낮잠을 잔다

에너지 충전을 위해 오후에 낮잠을 자도 좋다. 20~30분 정도의 짧은 낮잠이면 충분하다. 다만 낮잠이 길어지면 밤에 잠을 설칠 수 있다.

수면을 조절하는 능력에 심각한 문제가 발생할 수 있다.

골밀도 저하와 관절 강직 등 노화와 함께 찾아오는 일부 증상들이 수면을 방해할 수 있다. 또한 나이가 들수록 물질대사 속도가 느려지면서 체중이 증가하기도 한다. 심각한 수준의 체중 변화는 코골이와 폐쇄성 수면 무호흡증을 유발해 수면 장애를 악화한다.

자꾸만 커지는 소변 욕구도 잠을 방해하는 또 다른 복병이다. 남성은 테스토스테론 수치의 감소 또는 비대해진 전립선으로 인해 예전보다 화장실을 자주 찾게 된다. 반면에 여성의 경우 폐경기 호르몬 변화가 원인이다.

이렇게 나이가 들면서 다양한 이유로 깊은 수면 시간이 자연스럽게 줄어든다. 깊은 수면 시간이 한층 짧아지면 잠을 통해 충분히 쉴 수 없으므로, 자잘한 수면 장애 증상이 심해지는 악순환이 반복된다. 나이가 들수록 잠이 없어진다는 말이 있긴 하지만, 수면 부족을 당연하게 받아들일 필요는 없다. 아래에 소개된 간단한 요령을 활용해 수면의 질을 개선해보자.

약물로 인한 효과

나이가 듦에 따라 이런저런 건강상의 문제로 약물을 복용하게 된다. 새로운 약물을 처방 받을 때는 부작용으로 수면 장애가 발생하지는 않는지 의사 또는 약사에게 확인하는 것이 바람직하다. 예컨대 고혈압 치료제로 흔히 쓰이는 베타 차단제는 우리 몸의 멜라토닌 분비 기능을 떨어뜨려 수면 패턴에 영향을 줄 수 있다.

3
규칙적으로 생활한다
출근하지 않더라도 매일 같은 시간에 자고 일어나는 것이 중요하다. 일주기리듬의 균형을 유지하는 데 도움이 된다.

4
많이 움직인다
활동량이 많을수록 관절을 유연하게 관리하고 체중을 적절하게 유지할 수 있다. 요가와 걷기 운동 모두 신체 체계를 향상하고 수면을 촉진하는 효과가 있다.

5
자기 전에는 술을 자제한다
되도록이면 취침 두세 시간 전부터는 술을 마시지 않는 것이 좋다. 화장실을 가기 위해 깰 필요가 없으므로 숙면을 취할 수 있다.

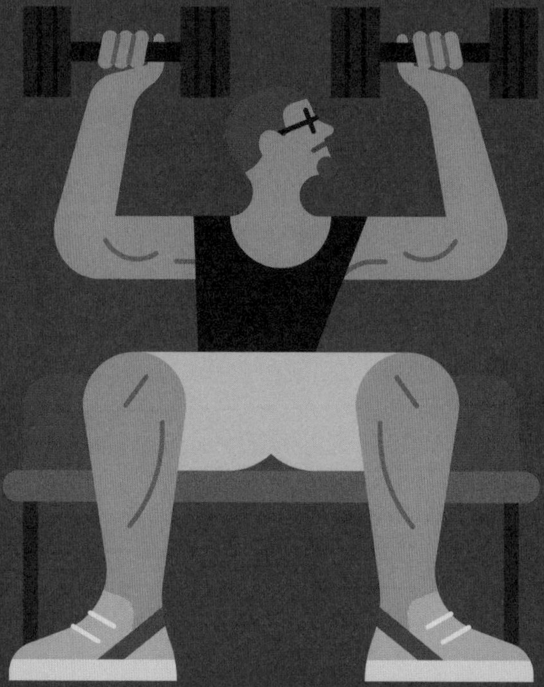

몸과 마음

심신과 수면은 서로 영향을 미친다. 정신적·신체적 건강 상태에 따라
우리는 숙면을 취하기도 하고 잠을 설치기도 한다. 마찬가지로
수면의 질과 양은 장기적인 건강과 웰빙에 매우 중요하다.

하품은 왜 나올까?

왜 하품을 하는지에 대한 답을 우리는 아직 찾지 못했다. 이렇다 할 과학적 결론이 부재하기 때문이다. 하지만 성인은 평균적으로 하루에 20번 정도 하품을 한다. 누구나 예외 없이 보이는 반사 작용인데, 당연히 뚜렷한 이유가 있지 않을까?

사람도, 동물도, 심지어 엄마 뱃속에 있는 태아도 하품을 한다. 그럼에도 불구하고 하품의 원인은 설명하기 매우 까다롭다. 다양한 이론이 제기되었지만, 대부분 주장을 뒷받침하는 근거가 허술하다.

한 가지 잘 알려진 이론은 바로 지루함 때문에 하품을 한다는 것이다. 따분하거나 심심한 상태를 떠올려보자. 기운 없이 몸이 축 처지고 호흡도 얕아진다. 이때 부족한 체내 산소를 원활하게 공급하기 위해 하품이 나온다는 주장이다. 그런가 하면 하품을 통해 흡입된 공기가 머리를 차게 만든다는 가설도 있다. 잠이 모자라면 뇌의 온도가 올라가는데, 피곤할 때 하품이 나오는 것도 이러한 이유 때문이라고 설명한다.

스트레스나 불안으로 인한 호흡 곤란 증상을 하품이 완화한다는 주장 역시 매우 흥미롭다. 하품을 하느라 갈비뼈가 팽창되면 몸속으로 충분한 양의 산소가 유입되었다는 신호가 뇌에 전달된다.

> **" "**
> 이 문장을 읽다 보면 저절로 하품이 나올 수도 있다. 88%의 사람들은 하품에 대해 생각하는 것만으로도 입이 벌어진다.

사이코패스는 하품하지 않는다

하품은 전염성이 강하다. 옆에 있는 사람이 하품하면 저절로 따라하게 되는데, 타인의 감정을 이해하고 공유하는 공감 능력 때문이라고 알려져 있다. 그런데 다수의 연구에서 공감 능력이 결여된 사람인 '사이코패스'는 전염성 강한 하품의 영향을 받지 않는다는 점이 나타났다. 반면에 우리의 생존 본능 때문에 하품이 전염된다는 주장도 있다. 하품을 하는 순간 주변 공기의 일정량을 들이마시게 된다. 그러면 옆 사람은 동등한 양의 산소를 확보하기 위해 자동적으로 하품을 한다는 것이다. 하품은 아직 풀리지 않은 과학계의 거대한 미스터리 중 하나이다. 타인을 따라 하품이 나온다면, 적어도 내가 사이코패스는 아니라고 확신해도 좋다!

왜 눈을 감고 잘까?

최근 연구 결과를 살펴보면 일주기리듬 조율에서 눈의 역할이 이전에 생각했던 것보다 훨씬 더 중요하다는 걸 알 수 있다. 어쩌면 그렇기 때문에 눈을 감고 자는 것일 수도 있다.

눈은 두 가지 중요한 역할을 수행한다. 먼저 카메라 렌즈처럼 주변을 관찰한다. 나아가 일주기리듬 조절에 꼭 필요한 빛을 감지하고 측정한다(22~23쪽 참고). 빛의 양이 부족하거나 과하면 일주기리듬이 깨질 수 있다. 빛에 노출되는 시간이 평소와 다를 경우에도 생체시계가 혼란을 느끼고 정확한 시간을 파악하지 못한다. 빛을 감지한 생체시계가 일어나라는 신호를 보내지 않도록 잠자는 동안 눈을 감는 것이다.

나아가 연약한 눈 구조를 보호할 수 있다. 낮 동안 우리는 눈을 깜박여 먼지와 이물질을 걷어내고 안구 표면을 촉촉하게 유지한다. 하지만 근육이 이완되는 수면 중에는 눈을 깜빡이지 않으므로 감고 있어야 혹시 모를 위험을 방지할 수 있다.

잠을 잘 때 눈꺼풀이 제대로 감기지 않는 사람도 있다. 야간 토안증이라고 부르는 증상으로, 피부 질환이나 안검 구조 상의 문제가 원인이 되기도 하지만, 안면신경마비 같이 얼굴 근육이 일시적으로 움직이지 않는 경우가 더 많다. 일어났는데 눈이 충혈되어 있거나 간지럽고 통증이 느껴진다면, 안경점 또는 병원에서 검진을 받는 것이 좋다. 눈을 뜨고 잔다는 지적을 받을 때도 마찬가지다. 대개 안약으로 치료 가능하지만 증상이 심각한 경우에는 수술이 필요할 수도 있다.

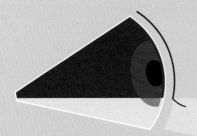

20% 의 사람들은 눈을 완전히 뜨거나 반만 뜬 상태로 잔다.

수면 중 이갈이를 하는 이유는 무엇일까?

잠에서 깼을 때 머리가 아프거나 턱이 뻐근하고 치아에 불편함을 느낀 적이 있는지 생각해보자. 자면서 이를 꽉 물거나 옆으로 가는 수면 이갈이가 원인일 수 있다.

10명 중 1명꼴로 이갈이를 경험한다. 같이 자는 사람이 말해주거나 일정한 방향으로 마모된 치아를 본 치과의사가 알려주기 전까지 모르는 경우가 대부분이다. 우리 몸에서 가장 힘센 편에 속하는 턱 근육은 이갈이를 하는 동안 더욱 활발하게 움직이며 수축한다. 때문에 긴장성 두통, 치아 골절, 얼굴형 변화, 턱 통증 등의 증상이 나타난다.

이갈이로 고통받는 사람 중 약 70%는 스트레스와 불안이 원인이다. 이를 꽉 물거나 턱과 목에 힘을 주는 행동은 대표적인 스트레스 반응이다. 나머지 30%는 유전적 요인이나 뼈 구조 때문에 이를 갈며 다른 수면 장애를 동반하기도 한다.

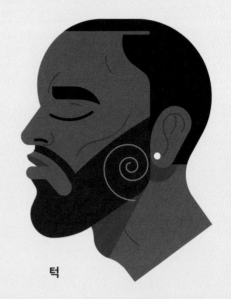

긴장이 풀리는 마사지
양손의 검지와 중지 끝으로 원을 그리며 턱과 관자놀이, 목 주변 근육을 부드럽게 안마한다. 근육이 뭉치거나 통증이 느껴질 때마다 각 위치를 1분씩 마사지한다.

턱

이갈이의 올바른 관리

• 치과수면학을 전공한 치과의사로부터 마우스가드를 처방 받아 사용하면, 턱에 들어가는 힘이 줄어든다. 수면 중 긴장과 통증 완화에 효과적이다.

• 이갈이의 원인이 스트레스 및 또는 불안이라고 생각된다면 긴장을 해소하는 방법을 찾거나 전문적인 도움을 구한다. 스트레스에 대한 반응을 다스리는 데 불면증 인지행동치료(132~133쪽 참고)가 도움이 될 수 있다.

• 폐쇄성 수면 무호흡증(75쪽 참고)과 같이 다른 수면 장애가 함께 나타나는 경우, 근본적인 문제를 해결함으로써 이갈이가 저절로 좋아지기도 한다.

• 이갈이 증상이 심하다면 보톡스 주사가 도움이 될 수 있다. 이를 갈 때 저절로 힘이 들어가는 턱 근육이 이완된다.

• 셀프 마사지는 턱과 관자놀이, 목 주변 근육을 부드럽게 풀어준다.

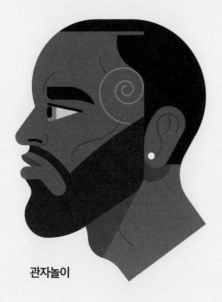

관자놀이

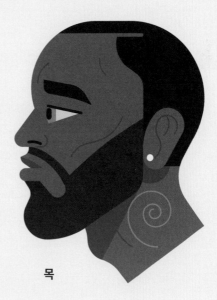

목

수면 중 의식은 뚜렷한데 몸을 움직일 수 없는 이유는 무엇일까?

분명 잠에서 깨어났는데 몸이 말을 듣지 않는다면 누구나 공포를 느낀다. 이러한 현상은 왜 나타날까?

수면마비는 비교적 흔한 질환으로 기면증, 외상 후 스트레스 장애, 공황 발작, 경련 장애 등과 관련이 있다. 수면 부족, 수면 장애, 시차증, 교대 근무 역시 수면마비를 일으킨다.

정상적인 수면의 경우, 렘수면이 시작되면 뇌는 근육의 긴장을 풀어도 좋다는 신호를 신경계에 전달한다. 뇌가 매우 활성화되는 렘수면 단계에서 꿈을 꾸는데, 꿈속 행동을 따라하지 않도록 몸이 일시적 마비 상태가 된다. 수면 중 아래로 떨어질 때의 느낌(72쪽 참고)과 비슷한 수면마비는 렘수면에서 각성 상태로 넘어가는 시점이 지연될 때 일어난다. 즉 몸은 아직 '마비'되었는데 의식이 먼저 돌아오는 상태를 말한다. 특히 생생한 꿈을 꾸다가 갑자기 수면마비를 경험하면, 뇌가 순간적으로 현실과 꿈을 구분하지 못해 더욱 공포스럽다.

몹시 당황스럽지만 실제로 위험하지는 않으며 매우 짧게 지나가기도 한다(수면마비의 평균 지속 시간은 약 6분 정도이다). 약 8%의 사람들이 살면서 최

수면마비가 일어나는 과정

렘수면 단계에 머물던 뇌는 수면마비가 시작되는 순간 깨어난다. 하지만 '기상' 메시지를 제때 전달받지 못한 신체는 수면 상태가 지속된다고 판단해 팔다리의 움직임을 제한한다.

렘수면 단계

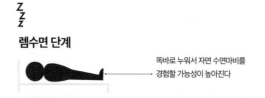

똑바로 누워서 자면 수면마비를 경험할 가능성이 높아진다

소 한 번은 수면마비를 경험하는데, 청년기 때 특히 자주 나타난다.

수면마비의 또 다른 특징은 가슴에 압박감이 느껴지는 '인큐버스 현상
(incubus phenomenon)'이라는 점이다. 때때로 근육 활동 감소로 인한 호흡 곤
란 증상을 동반한다. 서양 신화에 인큐버스라고 부르는 남성 악령이 등장
하는데, 잠든 여성을 유혹하기 위해 가슴에 올라타 움직이지 못하게 만든
다. 다른 전통 문화에서도 비슷한 형태의 초자연적 설화를 찾아볼 수 있다.
아마도 오늘날 우리가 단순한 생리학적 반응이라고 알고 있는 수면마비를
설명하기 위해 쓰여진 이야기일 것이다.

어떻게 대응해야 할까?

우선적으로 수면마비 증상에 대한 두려움을 없애야 한다. 극심한 불안은
오히려 수면에 장기적인 영향을 미칠 수 있다. 무섭고 공포스럽지만 일시
적으로 지나가는 현상이다. 스트레스가 주요 요인이므로 취침 전 마음을
편안하게 가라앉히는 것이 중요하다. 나아가 규칙적이고 효과적인 수면 위
생이 빈도수를 줄이는 데 도움이 된다(34~35쪽 참고).

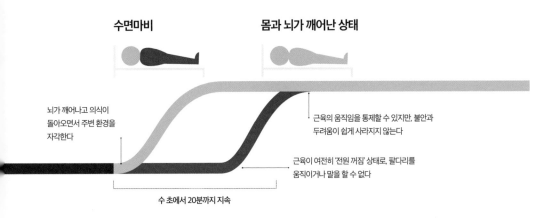

수면마비　　　　　　　**몸과 뇌가 깨어난 상태**

뇌가 깨어나고 의식이
돌아오면서 주변 환경을
자각한다

근육의 움직임을 통제할 수 있지만, 불안과
두려움이 쉽게 사라지지 않는다

근육이 여전히 '전원 꺼짐' 상태로, 팔다리를
움직이거나 말을 할 수 없다

수 초에서 20분까지 지속

잠이 드는 순간 갑자기 떨어지는 듯한 기분이 드는 이유는 무엇일까?

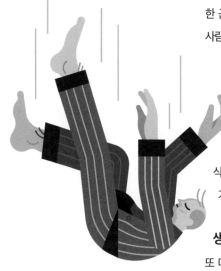

이제 막 잠에 빠지려는 찰나에 불현듯 몸이 떨어지는 듯한 기분이 들면서 몸이 자동으로 경련하는 경험을 한 적이 있을 것이다. 이는 수면놀람증의 증상으로, 원인을 설명하는 여러 이론을 함께 살펴보자.

근육이 갑작스러운 불수의적 경련을 일으키는 현상을 근육간대경련이라고 말하는데, 수면놀람증의 경우 다리 근육이 수축한다. 딸꾹질 역시 이러한 근육의 움직임 때문에 발생한다. 시기와 경험은 달라도 거의 대부분의 사람들이 수면놀람증을 느낀다. 건물 꼭대기에서 떨어지는 듯한 기분이 든다는 사람도 있고, 침대 밑으로 떨어지는 느낌이라는 사람도 있다. 동반 증상으로 환시를 보거나 전신 경련을 겪기도 한다.

수면놀람증의 원인에 대한 어떤 이론은 우리가 잠드는 동안 뇌 안에서 2개의 시스템이 작동된다고 설명한다. 하나는 각성 스위치 역할을 하고, 나머지는 수면 스위치 역할을 한다는 것이다. 의식과 무의식 사이에서 치열한 신경학적 전투를 벌이듯 양쪽 스위치를 오가다 중간에 끼는 순간 수면놀람증 증상이 나타난다.

생존 메커니즘

또 다른 가설에 따르면 인류의 조상인 영장류가 사용한 생존 메커니즘이 우리 몸 안에 내재되어 수면놀람증을 유발한다고 한다. 이 생존 메커니즘 때문에 영장류는 나무 위에서 안전하게 휴식과 수면을 취하고 잠에서 깨어나 포식자의 접근을 경계할 수 있었다는 주장이다.

수면놀람증은 잠에 빠져드는 동안 예고 없이 불쑥 찾아온다. 매우 사소한 것도 원인이 될 수 있다. 몸이 쉴 준비에 돌입하는 과정에서 이완된 근육으로 인해 수면놀람증이 유발될 때처럼 말이다.

수면에 방해가 될 정도로 증상이 심각하다면 의사와 상담하는 것이 바람직하다. 하지불안 증후군(95쪽 참고)이나 수면 관련 다리 경련일 수도 있는데, 둘 다 치료가 가능한 질환이다.

사람들 중
70%가
수면놀람증을 경험하며

10%는
매일 증상을 반복한다.

"" —————————

아래로 떨어지는 듯한
기분이 공포스럽지만,
위험하지 않은 무의식적
반사 작용에 지나지
않는다.

왜 코를 골까?

공기 드릴 소리에 화들짝 놀라 깼는데 알고 보니 소리의 출처가 자신이었던 적이 있다면, 코골이의 심각성을 공감할 것이다. 코골이는 본인뿐만 아니라 같이 자는 사람의 수면도 방해한다. 그렇다면 코를 고는 이유는 무엇일까?

목과 입 안 근육은 우리가 자는 동안 이완한다. 코골이가 시작되면 긴장이 풀어진 근육 조직이 기관 안으로 축 처지면서 일정 부분을 막는다. 숨을 들이 마시고 내쉬는 과정에서 강제로 유입된 공기가 주변을 감싸면 근육 조직이 펄럭이며 진동하는데, 이때 대개 시끄러운 소음이 발생한다.

코를 고는 남성과 여성의 비율은 각각 51%와 40%가량이다. 과체중, 흡연, 음주, 수면제 복용, 똑바로 누운 자세 모두 수면 중 목 근육을 필요 이상 이완시키므로 코를 골 가능성이 더욱 커진다. 알레르기가 있거나 재발성 축농증 환자일수록 코골이에 취약하다. 코가 막혀있어 공기의 흐름이 원활하지 않기 때문이다.

코골이는 수면에 방해가 되지만 크게 위험하지 않다. 다만 폐쇄성 수면 무호흡증(75쪽 참고)은 잘못하면 의학적 치료가 필요한 심각한 질환이어서 악화될 수 있다.

간단한 코골이 치료법

• 기도가 활짝 열리도록 옆으로 누워서 잔다. 산모용 베개로 자세를 고정하면 자는 동안 흐트러지지 않는다.

• 목 아래를 웨지필로우(삼각쿠션)로 받친다. 머리 위치가 높아지므로 목 근육이 아래로 처지지 않는다.

• 코와 부비강이 막혔을 때는 비강 스프레이가 효과적이다.

코를 고는 원리

수면 중 기도가 완전히 열리면 평소처럼 숨을 쉴 수 있어 코를 골지 않는다. 비강 통로, 연구개, 그리고 혀는 공기 흐름을 방해하고 코골이를 유발한다.

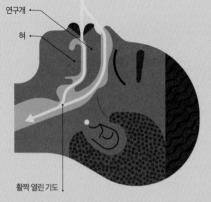

연구개
혀
활짝 열린 기도

코를 골지 않는 사람의 수면 상태

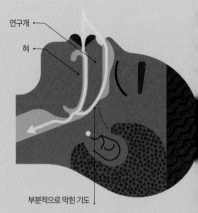

연구개
혀
부분적으로 막힌 기도

코를 고는 사람의 수면 상태

배우자가 수면 도중 컥컥거리는 이유는 무엇일까?

코를 고는 도중 컥컥거리거나 거칠게 숨을 몰아 쉰다면 수면 무호흡증을 의심해야 한다. 증상이 심해질 수 있으므로 주의를 기울여야 한다.

수면 무호흡증은 수면 중 과도하게 늘어진 목 근육이 기도를 막는 현상을 말한다. 순간적으로 숨을 쉴 수 없어 잠에서 깨어난다. 이 패턴이 반복되다 보면 자연히 피로가 쌓여 장기간 지속되고 제2형 당뇨병이나 고혈압, 심근경색, 정신질환과 같은 심각한 질병으로 이어질 수 있다.

　　누구나 수면 무호흡증 증상을 보일 수 있다. 그러나 가장 대표적인 위험 인자는 바로 과체중이다. 목과 입 안의 지방조직이 아래로 처지면서 기도가 더 많이 막히기 때문이다.

수면 무호흡증의 진단과 치료

진단을 내리기 전에 먼저 수면 검사를 통해 하룻밤 동안 나타나는 증상을 측정한다. 원인에 따라 의사가 지속양압치료(continuous positive airway pressure, CPAP) 기기를 권유할 수 있다. 마스크 형태의 치료기로 기도가 막히지 않도록 도와준다. 턱 윤곽을 교정하는 마우스가드나 체중 감량, 금연, 음주 자제 등 생활양식의 변화를 처방하는 경우도 있다.

수면 무호흡증 주기
연구개가 기도를 완전히 덮으면 산소 공급 역시 막히는데, 다시 호흡하기 위해 움찔거리며 잠에서 깬다. 순간적인 질식 상태와 고통스러운 기상이 주기적으로 반복되면서 모든 신체 체계에 부담을 주고, 뇌에서 기억 저장을 담당하는 해마에 손상을 가한다.

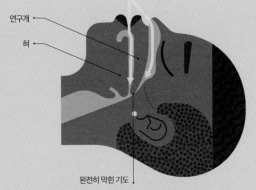

연구개
혀
완전히 막힌 기도

수면 무호흡증 환자의 수면 상태

수면 중 체온이 변하는 이유는 무엇일까?

너무 덥거나 추워도 수면에 방해가 된다. 사람들에게 열 오른 몸을 식히기 위해 이불 밖으로 다리를 내놓고 자다가 한밤중에 발가락이 시려 깬 적이 있느냐고 물어본다면 십중팔구 그렇다고 대답할 것이다.

우리가 잠을 자는 동안 체온은 시간에 따라 변화한다. 여기에는 매우 중요한 이유가 있다. 체온은 일주기리듬에 의해 조절되는데(22~23쪽 참고), 심부 체온의 경우 24시간에 걸쳐 조금씩 올랐다가 다시 내려간다. 그러면 뇌는 이러한 체온 변화를 토대로 수면 또는 각성 호르몬을 분비하라는 신호를 몸으로 보내 수면/기상 주기를 조율한다.

　매일 24시간 중 언제 자연광에 노출되는지에 따라 체온이 변화하는 시점이 결정된다. 일어나기 몇 시간 전인 동이 틀 무렵에는 체온이 살짝 올라간다. 체온 상승은 기운을 북돋는 호르몬인 코르티솔 분비를 촉진하기 때문에 가뿐하게 눈을 뜨게 된다. 체온은 꾸준히 높아지다가 늦은 오후에 정

체온의 높낮이

심부 체온의 변화 폭은 약 2도에 지나지 않지만, 작은 변화로도 수면과 기상을 제어하는 호르몬 분비를 촉진할 수 있다.

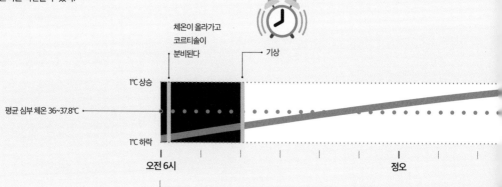

체온이 올라가고
코르티솔이
분비된다

기상

1℃ 상승

평균 심부 체온 36~37.8℃

1℃ 하락

오전 6시

정오

점을 찍은 후 희미해지는 햇빛에 따라 서서히 낮아진다. 체온 하락은 경계심을 낮추고 취침 준비하도록 돕는 호르몬인 멜라토닌 분비를 유발한다. 이후 계속해서 낮아지다가 잠이 든 후 몇 시간 동안에는 최저로 떨어진다. 새벽 2시에 발가락이 시린 것도 이러한 이유 때문이다.

　심부 체온 역시 활동 사항, 질병 유무, 주변 온도, 생리를 하는 경우 생리 주기에 따라 변화한다. 잠들기 전 체온이 너무 높으면 멜라토닌이 충분히 생성되지 않으므로 잠이 잘 오지 않는다. 또한 이른 아침 체온이 너무 낮으면 코르티솔 분비가 원활하지 못하다. 때문에 추운 겨울이면 아침에 일어나기가 더욱 고된 것일지도 모른다.

　수면의 질은 개선하려면 먼저 실내 온도를 적정하게 조절한다(181쪽 참고). 취침 루틴이 심부 체온에 미치는 영향도 고려해야 한다. 목욕이나 매우 격렬한 운동은 멜라토닌 분비를 방해해 잠이 달아나도록 만든다.

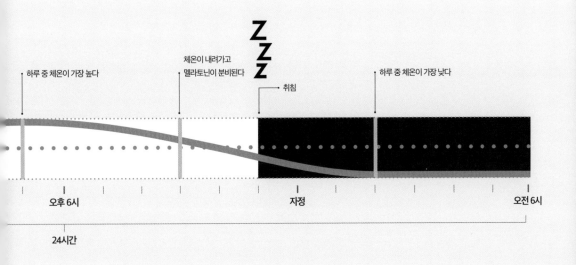

ZZZ

체온이 내려가고
멜라토닌이 분비된다

→ 취침

하루 중 체온이 가장 높다

하루 중 체온이 가장 낮다

오후 6시　　　　　　　　　　　자정　　　　　　　　　　오전 6시

24시간

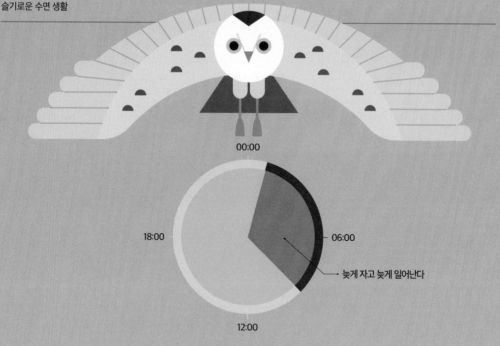

00:00

18:00

06:00

→ 늦게 자고 늦게 일어난다

12:00

주변 사람들과 달리 나는 왜 야행성일까?

한밤중 깊이 잠든 식구들과 달리 정신이 말똥말똥하고 기운이 넘친다면, 생물학적으로 저녁형 인간일 가능성이 크다.

다른 신체적 기능과 마찬가지로 수면은 일주기리듬에 의해 통제된다. 그런데 수면/기상 주기의 정확한 타이밍은 사람마다 천차만별이다. 다양한 일주기리듬 유형을 가리켜 '크로노타입(chronotype)'이라고 말하는데, 잠드는 시간뿐만 아니라 식사와 운동 등 다른 일상 활동 타이밍에도 영향을 미친다.

크로노타입은 크게 두 가지로, '아침형 인간'과 '저녁형 인간'이다. 아침형 인간은 말 그대로 아침 일찍 일어난다. 오전 시간에 능률이 오르는 대신취침 시간이 이르다. 반대로 기상 시간이 느린 저녁형 인간은 늦은 시간대에 최고의 성과를 내며 밤 늦게까지 집중력을 유지한다. 어느 한 쪽으로 완전히 치우친 극단적인 사례도 있지만, 대다수 사람은 아침형 인간과 저녁형 인간 사이인 '중간형 인간'에 해당한다.

크로노타입 최대한 활용하기

유전적으로 타고난 크노로타입은 재설정이 불가능하다. 내가 어떤 유형인
지를 알아야 적극적으로 대처할 수 있다. 예를 들어 아침형 인간은 오전 시
간에 중요한 회의에 참석하고 집중력이 떨어지는 오후 시간에 반복적인 업
무를 처리하는 것이 효율적이다. 한 연구에 따르면 출근 시간을 30분 늦췄
더니 병가율이 크게 감소했다.

저녁형 인간일까 아니면 아침형 인간일까?

평소 수면 습관을 안다면 크로노타입을 고려해 생활양식을 바꾸는 데 도움
이 된다. 수면 일기(36~37쪽 참고)를 꾸준히 써보자. 다음 사항도 참고하자.

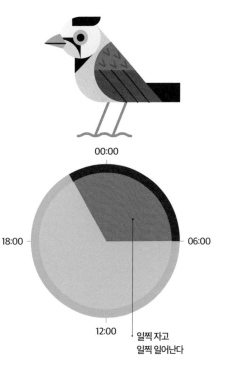

- **기상 직후 각성도**: 잠에서 깨는 속도는 크로노타입을 가늠하는 중요한
기준이다. 반복적으로 '다시 알림' 버튼을 누르거나 알람이 울려도 쉽게 일
어나지 못한다면 저녁형 인간일 가능성이 높다.

- **주의력과 집중력**: 아침형 인간은 오전 시간에 능률이 가장 좋다. 이후 집
중력은 서서히 떨어진다. 반대로 저녁형 인간은 시동이 늦지만 저녁 또는
밤 늦게까지 높은 집중력을 유지한다.

- **신체적 기능**: 아침형 인간은 오전 시간에 기운이 넘친다. 운동이나 몸을
쓰는 일은 유형에 따른 최적의 시간대에 하는 것이 좋다. 무리하지 않고 부
상을 예방할 수 있다.

- **수면 시간**: 아침형 인간은 평소보다 일찍 잠자리에 들어도 숙면
을 취할 수 있다. 그러나 저녁형 인간은 아무리 일찍 누워도 쉽게 잠들지 못
한다. 자정 전에 눈을 감는 경우가 거의 없다.

00:00

18:00 — — 06:00

12:00

일찍 자고
일찍 일어난다

취침 전 요가 루틴

잠들기 10분 전 조용한 공간에 요가 매트를 깐다. 등을 대고 누워 코를
통해 숨을 들이마신다. 셋까지 세며 복부에 공기를 꽉 채운다. 숨을 참은
상태에서 둘까지 세며 기다렸다가 입으로 부드럽게 숨을 내뱉으며 셋까
지 센다. 요가 루틴이 끝날 때까지 계속해서 천천히 깊게 호흡한다.

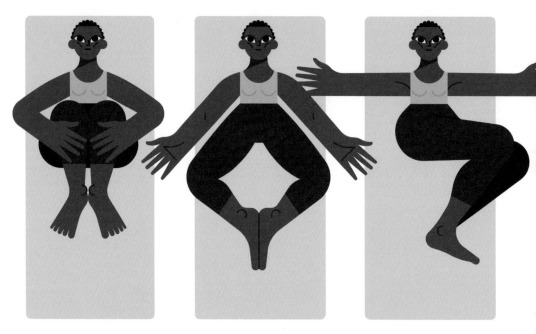

바람빼기 자세

호흡에 집중하며 무릎을 구부려 가슴
쪽으로 부드럽게 붙인 후 양손으로
감싼다. 1분 정도 기다렸다가 양손을 풀고
무릎을 구부린 상태에서 발바닥을 매트
위로 내려놓는다.

누운 나비 자세

손바닥이 위를 향하도록 양팔을 옆구리
옆에 내려놓는다. 발바닥을 마주보게 한
다음 다리를 벌린다. 호흡에 집중하며 1분
정도 자세를 유지한다. 발바닥을 매트에
붙인 후 다리를 다시 모으며 마무리한다.

누워서 비틀기

양팔을 옆으로 활짝 뻗어 몸이 T자가
되도록 한다. 무릎을 모아 한 쪽으로 보낸
후 고개를 반대 방향으로 돌린다. 무릎을
천천히 중앙으로 가져온 다음 반대쪽도
반복한다. 1분 정도 지속한 후 무릎을
중앙으로 가져오며 마무리한다.

요가가 수면에 도움이 될까?

요가는 호흡을 조절하며 자세를 잡는 하나의 운동 형태이자 철학이다. 수련 방식이 다양하다. 체력 소모가 크고 동작이 활동적인 요가가 있는 반면, 긴장을 풀고 명상하는 데 초점을 둔 요가도 있다. 일부 동작은 숙면을 취하는 데 도움을 준다.

의식적으로 깊이 호흡하는 선 호흡법은 수련 방식에 관계없이 모든 요가 동작의 기초라고 할 수 있다. 심박수를 낮출 뿐만 아니라 뇌에서부터 내장까지 연결되어 체내 가장 큰 신경인 미주신경을 자극한다. 미주신경은 스트레스 반응을 진정시키는 부교감신경계 활성화에서 핵심적인 역할을 한다. 또한 선 호흡법은 과민반응과 긴장을 완화하고 휴식을 촉진한다고 알려져 있다.

마음을 비우다

뇌가 수면에 적합한 상태를 준비하도록 돕는 요가 수행법을 살펴보자. 느린 속도의 하타 요가는 긴장을 풀어주고 지친 몸과 마음을 치유한다. 니드라 요가는 유도 명상을 통해 수면 상태에 도달할 수 있도록 한다. 한 연구 결과를 살펴보면 델타파가 감지되는 깊은 단계의 수면을 취하는 데 니드라 요가가 효과적이라는 사실을 알 수 있다.

요가는 접근성이 좋은 운동이다. 학원 수업뿐만 아니라 온라인이나 디지털 플랫폼을 통해서도 요가를 배우는 것이 가능하다.

니드라 요가는 유도 명상이 꼭 필요하지만, 그림에 나온 선 호흡 훈련법이나 하타 요가 동작은 집에서도 쉽게 따라할 수 있다. 취침 루틴의 마지막 단계로 잠들기 직전 요가 동작을 연습해보자.

송장 자세

손바닥이 위를 향하도록 양팔을 옆구리 옆에 내려놓는다. 다리 사이를 살짝 떨어뜨려 쭉 뻗은 다음 힘을 뺀다. 가만히 누운 상태에서 1분 정도 깊고 부드럽게 호흡한다. 송장 자세와 함께 요가 루틴이 끝난다. 원한다면 다시 처음으로 돌아가 여러 번 반복해도 좋다.

숙면하려면 언제 운동하는 것이 좋을까?

운동은 건강과 웰빙에 매우 중요하다. 운동 시간과 강도는 수면에 영향을 미친다. 생체시계를 고려해서 운동 시간을 조율하면 운동 효과를 높일 수 있을 뿐만 아니라 숙면에도 도움이 된다.

일반적으로 운동은 수면 압력을 상승시킨다(108쪽 참고). 때문에 쉽게 잠들고 또 잠든 상태를 더 오래 유지하도록 돕는다.

- **이른 아침**: 체내 코르티솔 수치가 저절로 올라간다. 코르티솔은 염증을 완화하고 휴식과 치유 기능을 향상하므로, 아침 일찍 운동하면 몸이 더 쉽게 회복할 수 있다.

신체 리듬에 맞추다
일주기리듬을 고려해 운동 계획을 짜면 잠도 잘 자고 운동 효과도 극대화할 수 있다.

- **오후/이른 저녁**: 오후 3시부터 7시 사이에 운동하면 수면에 도움이 될 뿐만 아니라 운동 효과를 극대화할 수 있다. 신체 조정력과 근력이 가장 좋

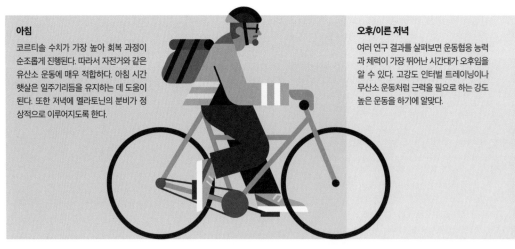

아침
코르티솔 수치가 가장 높아 회복 과정이 순조롭게 진행된다. 따라서 자전거와 같은 유산소 운동에 매우 적합하다. 아침 시간 햇살은 일주기리듬을 유지하는 데 도움이 된다. 또한 저녁에 멜라토닌의 분비가 정상적으로 이루어지도록 한다.

오후/이른 저녁
여러 연구 결과를 살펴보면 운동협응 능력과 체력이 가장 뛰어난 시간대가 오후임을 알 수 있다. 고강도 인터벌 트레이닝이나 무산소 운동처럼 근력을 필요로 하는 강도 높은 운동을 하기에 알맞다.

은 시간대이기 때문이다. 그런데 최적의 운동 시간을 정할 때는 크로노타입(78~79쪽 참고)도 고려해야 하므로, 앞서 언급한 시간대를 1시간 정도 앞당기거나 늦춰도 상관없다.

• **늦은 저녁/밤**: 저녁 늦게 하는 운동은 오히려 수면에 방해가 될 수 있다. 잠들기 전 운동으로 인한 긴장을 충분히 푸는 것이 중요하다. 격렬한 신체 운동은 아드레날린과 코르티솔 분비를 촉진한다. 그 결과 체온이 상승하고 각성 상태가 유지된다. 아드레날린과 코르티솔이 멜라토닌 생성을 지연시키므로 쉽게 졸음을 느끼지 않는다. 이 시간대 외에는 도저히 운동할 기회가 없다면 운동을 마치고 2시간 정도 쉰 다음 잠자리에 드는 것이 좋다. 그래야 몸과 마음이 긴장을 충분히 풀 수 있다. 체온을 낮추는 찬물 샤워 역시 잘 준비를 하는 데 도움이 된다.

휴식과 치유

근육 재생에 꼭 필요한 성장호르몬은 잠을 자는 동안 가장 많이 분비된다. 운동 후에는 회복 과정을 거치는 것이 중요한데, 깊은 수면 단계가 갑자기 중단되면 몸을 치유할 기회를 잃게 된다. 양질의 수면을 충분히 취해야 근육을 건강하게 유지하고 운동으로 인한 부상을 방지할 수 있다.

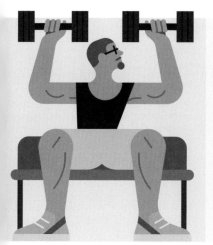

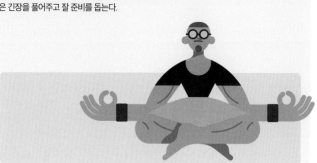

늦은 저녁

취침 시간이 다가올수록 격렬한 운동은 피하는 것이 이상적이다. 하타 요가와 같이 마음에 집중하는 차분한 운동은 긴장을 풀어주고 잘 준비를 돕는다.

수면 부족이
면역력에 영향을
미칠 수 있을까?

수면은 면역체계 기능을 한층 더 강화한다. 따라서 질병과 질환으로부터 우리 몸을 보호하기 위해 양질의 수면을 충분히 취해야 한다. 특히 요즘 같은 시기에는 잘 자는 일이 더욱 중요하다.

우리가 자는 동안 면역체계는 매우 활발하게 활동하며 감염과 염증에 대항하기 위해 필요한 단백질인 사이토카인을 분비한다. 잠을 충분히 못 자면 사이토카인 생성에 차질이 생기고 박테리아에 대한 저항 능력이 떨어짐에 따라 병에 걸릴 위험이 높아진다.

수면 부족은 또한 바이러스 퇴치에도 영향을 준다. 면역체계는 바이러스에 감염된 세포를 감지하면 T세포를 활성화한 후 문제 세포에 붙여 제거한다. 실제로 숙면을 취한 건강한 지원자와 밤을 샌 지원자의 T세포를 비교하는 실험을 진행했더니, 잠을 잔 지원자의 T세포 활성화 수준이 더욱 높은 것으로 나타났다.

만성 스트레스의 역할

스트레스를 받으면 우리 몸은 염증을 막는 코르티솔을 분비한다. 문제는 만성 스트레스의 경우 코르티솔 수치가 떨어지지 않고 높게 유지되면서 면역체계 반응에 이상이 생긴다는 것이다. 시간이 지나 코르티솔에 대한 내성이 생기면 염증으로부터 신체를 보호하는 것이 아니라 오히려 유발한다. 만성 스트레스는 다른 방식으로도 수면을 방해한다(208~209쪽 참고). 따라서 만성 스트레스를 효과적으로 관리하고 해소해야 잠을 푹 잘 수 있고 나아가 면역체계를 강화할 수 있다. 80~81쪽과 124~125쪽에 스트레스 완화에 도움이 되는 테크닉이 자세히 나와 있다.

갑상선도 수면 부족의 원인이 될 수 있을까?

갑상선에서 분비된 호르몬은 다양한 신체 기능을 조절한다. 따라서 갑상선에 문제가 생기면 건강뿐만 아니라 수면 패턴도 망가질 수 있다.

갑상선은 물질대사를 통제하고 체온과 심박수를 조절하는 T3(트리요오드사이로닌)와 T4(티록신) 호르몬을 분비한다. 갑상선기능저하증은 갑상선에서 생성된 T3와 T4 호르몬의 양이 부족한 상태를 말한다. 비교적 흔한 질환으로 특히 중년 여성 환자가 많다. 대개 체중이 증가하므로 코골이와 수면 무호흡증 증상이 악화될 수 있다. 호르몬 대체 약물을 써서 치료하며, T3와 T4 호르몬 수치가 정상으로 돌아오면 대부분 증상이 사라지거나 관리하기 쉬워진다.

반대로 갑상선기능항진증의 경우 갑상선에서 지나치게 많은 양의 호르몬이 분비된다. 갑상선기능저하증과 마찬가지로 여성에게서 더 흔하게 나타나며, 특히 젊은 여성이 더욱 취약하다. 과다 분비된 호르몬이 신경계를 지나치게 자극하면서 불안감이 심해지고 심박수가 높아진다. 때문에 쉽게 잠들지 못할 뿐더러 잠자는 중 식은땀이 나는 증상(도한)을 동반할 때도 있다. 다양한 치료방법이 있으며 어느 정도 개선된 후에는 수면 부족으로 인한 증상이 사라지기도 한다. 불면증의 경우 인지행동치료 등 별도 치료가 필요할 수 있다(132~133쪽 참고).

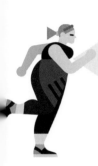

갑상선기능저하증

- 극심한 피로
- 냉증
- 체중 증가
- 집중력 저하
- 우울증

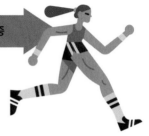

갑상선증항진증

- 불안감
- 심박수 증가
- 불면증
- 도한

수면 부족이 체중에 영향을 미칠까?

잠이 부족하면 기운이 없어지는데, 기력을 보충하기 위해 설탕을 함유한 고에너지 식품이 당길 수 있다. 이것 외에도 수면 부족은 좀 더 복잡한 방법으로 식습관에 영향을 미친다.

체중이 얼마나 건강한지를 측정하는 체질량지수(body mass index, BMI)가 높을수록 수면 부족 증상이 나타난다고 알려져 있다. 반대로 수면 부족으로 인해 체중이 증가할까? 답은 의심할 여지가 없는 '그렇다'이다. 한 연구에서

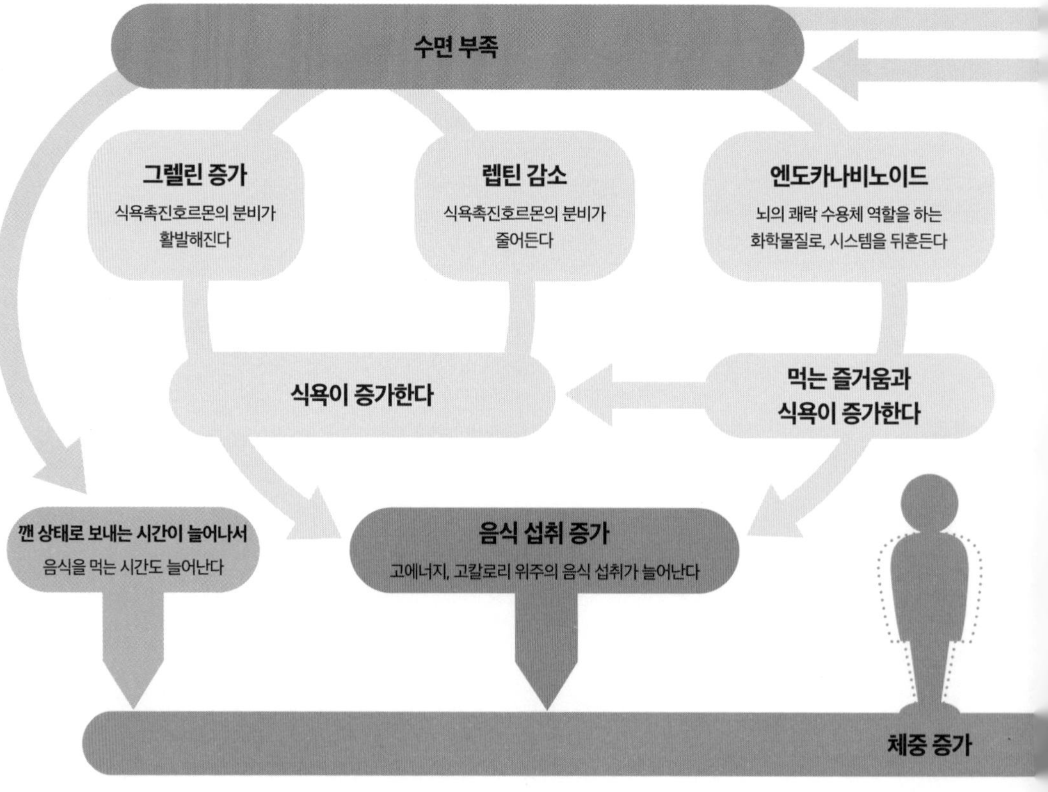

수면 부족

그렐린 증가
식욕촉진호르몬의 분비가
활발해진다

렙틴 감소
식욕촉진호르몬의 분비가
줄어든다

엔도카나비노이드
뇌의 쾌락 수용체 역할을 하는
화학물질로, 시스템을 뒤흔든다

식욕이 증가한다

**먹는 즐거움과
식욕이 증가한다**

깬 상태로 보내는 시간이 늘어나서
음식을 먹는 시간도 늘어난다

음식 섭취 증가
고에너지, 고칼로리 위주의 음식 섭취가 늘어난다

체중 증가

잠이 부족하면(5시간 이하) 다음 날 최대 385 칼로리를 더 섭취하는 것으로 나타났다. 이렇게 늘어난 칼로리가 조금씩 쌓여 한 달 동안 수면 부족에 시달리는 경우 체지방이 약 1kg 증가한다.

수면이 음식 섭취에 미치는 영향

충분히 휴식한 상태일 때는 식욕억제호르몬인 렙틴 수치는 높은 반면 식욕을 촉진하는 호르몬인 그렐린 수치는 낮다. 그런데 수면 부족은 이를 거꾸로 뒤집는다. 때문에 잠에서 깰 때 평소보다 더 큰 배고픔을 느낀다. 또한 혈액 내 엔도카나비노이드 수치가 상승한다. 뇌 화학물질인 엔도카나비노이드는 그렐린으로 인한 식욕을 더욱 증폭시켜 즉각적인 만족감을 선사하는 정크푸드를 뿌리치기 어렵게 만든다. 잠이 부족할 때 시금치 오믈렛과 초콜릿 크루아상 중 후자를 선택하는 것도 이러한 이유 때문이다.

　잠을 못 자는 만큼 깨어있는 시간이 긴데다 뇌의 보상회로가 폭주 상태이므로 식욕에 쉽게 무너진다. 그 결과 평소보다 더 많이 먹게 되는 것이다. 여기에 더해 잠을 설친 다음 날 찾아오는 극심한 피로는 운동에 대한 의지를 꺾는다. 덜 움직이면 당연히 칼로리 소모가 낮아지고 평소보다 많이 먹은 음식은 고스란히 지방으로 저장된다. 체중 증가로 인해 상대적으로 가벼운 수면 장애가 수면 무호흡증과 같은 심각한 질병으로 악화될 수 있다(75쪽 참고).

양질의 수면을 위한 체중 관리

수면 시간이 늘어나면 렙틴과 그렐린 수치가 빠르게 정상으로 돌아온다. 또한 고칼로리만 외치는 뇌를 진정시킬 수 있다. 생기가 돌아오고 기분도 좋아지므로 자연스럽게 건강한 식습관과 운동에 대한 의지가 샘솟는다.

수면 부족과 나쁜 식습관
최근 진행된 연구에서 잠이 부족하면 식욕을 억제하는 중요한 호르몬이 엉망이 된다는 점이 드러났다. 수면 부족이 유발하는 다른 증상들이 더해져 체중이 증가한다.

만성 피로 힘이 없고 기분이 좋지 않다

몸이 피로를 느끼지 못함 졸음이 달아난다

운동 부족 운동에 대한 의지를 상실한다

오르가슴이 수면에 도움이 될까?

대다수 사람이 오르가슴 후 졸음을 느낀다고 말한다. 과연 과학적으로 설명이 가능한 현상일까?

오르가슴을 경험할 때 분비되는 호르몬 조합은 몸와 마음의 긴장을 완화하는 역할을 한다. 그뿐만 아니라 잠들기 위해 필요한 생물학적 과정을 돕는다. 때문에 성적 쾌감을 느낀 후에 숙면을 취할 확률이 높다.

'사랑' 호르몬으로 알려진 옥시토신은 애정적 감정을 부추기는 동시에 코르티솔의 영향을 무효로 만든다. 안정감과 해방감을 주며 좀 더 쉽게 잠들 수 있도록 돕는다.

오르가슴 이후 기분이 좋고 긴장이 풀리는 이유는 '행복' 호르몬인 세로토닌 때문이다. 몸에 졸음 신호를 보내는 멜라토닌을 생성하려면 세로토닌이 반드시 필요하다.

그런가 하면 프로락틴은 다양한 역할을 수행한다. 그중 하나가 수면 시작을 돕는 것이다. 또한 성관계 후 졸음을 유도한다. 연구에 따르면 오르가슴을 경험한 남성은 여성보다 최대 4배에 달하는 프로락틴을 분비한다.

호르몬 말고 다른 곳에서도 취침 신호가 전달된다. 오르가슴 동안 논리적 사고를 담당하는 뇌 영역의 전원이 잠시 꺼진다. 그렇기 때문에 결정이 필요한 일들이나 걱정거리는 완전히 잊어버리고 의식이 멍한 상태로 잠들게 되는 것이다.

잠이 오지 않아 고민일 때 오르가슴을 경험하면 숙면에 도움이 될 수 있다. 몸이 수면 준비 상태에 돌입하는 밤에 효과적이다.

하나보다는 둘?

어떤 형태의 오르가슴이라도 어느 정도는 수면을 촉진한다. 그러나 연구 결과에 따르면 파트너와의 성관계를 통해 느끼는 성적 쾌감이 단독 성행위를 할 때보다 수면 유도에 더욱 효과적이다. 특히 남성의 경우 이러한 현상이 뚜렷하게 나타난다.

─────────────

오르가슴을 경험할 때
분비되는 호르몬은 수면을
촉진할 뿐만 아니라
고통과 스트레스를
완화시킨다.

수면이 생리 주기의 영향을 많이 받는 이유는 무엇일까?

생리하기 전이나 생리 중에 잠을 설치는 경우가 있다. 배란기 때 불면에 시달리기도 한다. 체내 호르몬 변화가 그 원인이다.

생리 전후에는 프로게스테론과 에스트로겐이 최저치까지 떨어지면서 졸음 호르몬인 멜라토닌이 원활하게 분비되지 않는다. 때문에 잠들거나 잠든 상태를 유지하는 데 어려움을 겪을 수 있다. 보통 호르몬 수치가 올라가기 시작하는 생리 7일차 쯤 저절로 증상이 완화되지만, 28일 주기 중 약 14일차부터인 배란기 때 다시 시작될 수 있다. 배란기에는 에스트로겐 수치가 최고로 치솟으면서 신경계를 자극하고 이로 인해 각성 상태가 오래 유지된다. 21일차 쯤에 수면의 질이 나아지는 것을 느낄 수 있다. 그러나 이것도 잠시일 뿐, 28일차가 되면 호르몬이 뚝 떨어지면서 다시 불면 증상이 찾아온다.

생리통과 수면

생리 기간 동안 나타나는 복부 통증, 부종, 또는 생리통이 수면에 큰 지장을 주기도 한다. 보온 물주머니 혹은 규칙적인 마그네슘 섭취가 도움이 될 수 있다. 잔뜩 수축한 자궁 근육의 긴장을 풀어 증상을 완화한다.

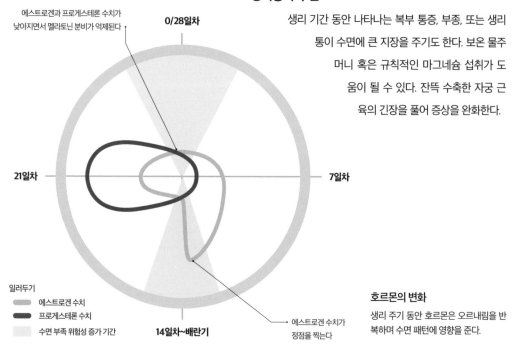

에스트로겐과 프로게스테론 수치가 낮아지면서 멜라토닌 분비가 억제된다

0/28일차

21일차

7일차

14일차~배란기

에스트로겐 수치가 정점을 찍는다

일러두기

에스트로겐 수치
프로게스테론 수치
수면 부족 위험성 증가 기간

호르몬의 변화

생리 주기 동안 호르몬은 오르내림을 반복하며 수면 패턴에 영향을 준다.

수면 부족이 성욕과 생식력에도 영향을 미칠까?

테스토스테론은 성적 충동과 정자 생성에 있어 핵심적인 역할을 하는 호르몬이다. 잠이 부족하면 테스토스테론 분비가 원활하지 않다. 거꾸로 테스토스테론 수치가 너무 낮거나 높아도 수면에 방해가 된다.

성호르몬인 테스토스테론은 남성의 대표적인 신체적 특징 대부분을 담당한다. 체내 수치가 낮으면 발기 부전이나 기분 저하, 체중 증가, 정자수 감소 등이 나타난다.

테스토스테론 수치는 수면 시작과 함께 증가하다가 첫 번째 렘수면 단계 때 정점에 도달한다. 따라서 수면 부족으로 인해 렘수면이 방해받으면 테스토스테론 분비량이 감소한다.

부상이나 질병, 노화가 테스토스테론 수치를 떨어뜨리기도 한다. 일부 남성의 경우 테스토스테론 결핍으로 인해 불면증에 시달린다. 한 연구에서 65세 이상 남성을 조사한 결과, 테스토스테론 수치가 낮을수록 서파수면 시간이 짧고 수면 도중 일어나는 횟수가 많은 것으로 나타났다. 테스토스테론 감소는 또한 체중 증가로 이어져 수면에 방해가 되는 코골이나 수면 무호흡증의 위험을 높인다.

테스토스테론 과다 역시 수면을 망칠 수 있다. 테스토스테론을 함유한 스테로이드가 불면증을 초래한다고 알려져 있다.

복잡하게 얽혀있는 수면과 테스토스테론 사이의 상관관계는 아직 완벽하게 밝혀지지 않았다. 한 가지 분명한 건 남성의 성적 만족도에 크게 기여하는 테스토스테론 수치를 건강하게 유지하려면, 잠을 충분히 자야 한다는 것이다.

한 연구 결과에 따르면 4시간 잠을 잔 남성의 테스토스테론 수치는 8시간 숙면한 남성보다

10~15%

낮은 것으로 나타났다.

숙면을 위해 만성통증을 완화하려면 어떻게 해야 할까?

만성통증 환자 중 최대 88%가 불면증을 겪는다고 토로한다. 문제는 수면 부족이 증상을 악화시켜 더 큰 통증을 유발한다는 것이다.

여러 질환이 만성통증을 일으킨다. 섬유근육통, 다발성 경화증, 류마티스 관절염, 골관절염, 신경손상, 암 등은 지속적인 통증의 대표적인 원인이다. 뚜렷한 이유 없이 통증이 발생하는 경우도 있다. 통증과 수면은 서로 영향을 미친다. 통증이 수면 부족을 유발하면 수면 부족은 통증에 대한 자각을 높인다. 깊은 수면이 충분하지 않으면 우리 몸은 통증에 제대로 대항하지

수면 부족/통증 주기
수면 부족은 통증에 대한 취약성과 자각을 높인다. 반대로 통증 역시 잠들거나 잠든 상태를 유지하는 것을 방해한다. 결과적으로 수면과 통증 사이의 악순환이 반복된다.

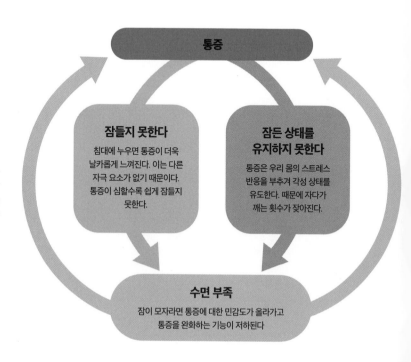

못한다. 또한 소염 효과가 있고 신체의 회복 과정에 중요한 프로락틴과 성장호르몬 분비가 억제된다. 결과적으로 만성통증이 심해지는 것이다.

우리는 통증을 느끼면 자동으로 근육에 힘을 준다. 만성통증 환자의 근육은 항상 뻣뻣하게 굳어 있는데, 환자가 이를 의식하지 못하는 경우도 있다. 근육이 긴장하면 통증이 더욱 고통스럽게 느껴진다. 때문에 긴장을 푸는 요령을 터득하는 것이 좋다. 통증을 효과적으로 다스릴 수 있다.

악순환 끊어내기

점진적 근육이완요법은 근육을 차례대로 이완하는 훈련으로 통증 관리에 도움이 된다. 연구 결과에 따르면 통각을 줄이고 수면을 개선한다. 점진적 근육이완요법의 효과를 직접 경험해보고 싶다면 10분 동안 다음 동작을 따라해보자.

1. 침대 또는 요가 매트에 등을 대고 눕는다. 호흡이 서서히 일정해지도록 1분 정도 기다린다. 들이마시는 숨과 내쉬는 숨에 집중한다.

2. 왼발부터 시작한다. 발 근육에 힘을 준 상태에서 천천히 호흡하며 다섯까지 센다. 숨을 내쉬면서 힘을 푼다. 근육이 갑자기 이완되는 느낌이 들 것이다. 두 번 더 반복한 다음 오른발로 넘어간다.

3. 종아리, 허벅지, 엉덩이, 배, 손, 팔, 가슴, 어깨, 목, 얼굴 순으로 몸을 따라 위로 올라오며 부드럽게 호흡하며 근육에 힘을 주었다가 푸는 과정을 반복한다.

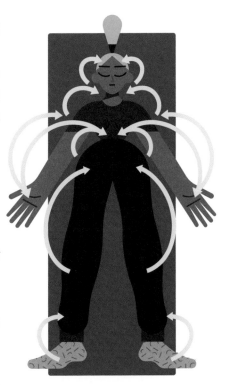

차례대로 긴장 풀기
점진적 근육이완요법(왼쪽 참고)의 핵심은 신체의 한 부분씩 차례대로 집중하는 것이다. 발부터 시작해 근육에 힘을 주었다가 빼기를 반복한다. 왼발과 오른발 순서로 반복한 다음 차례대로 다음 근육으로 넘어간다. 그림에 나온 것처럼 머리까지 서서히 올라간다.

자는 동안 자꾸만 움직이는 이유는 무엇일까?

이리저리 몸을 뒤척이다 일어나면, 마치 잠을 한숨도 못 잔 것 같은 기분이 든다.

수면 중에 몸을 움직이고 자세를 바꾸는 것은 지극히 정상적인 행동이며 여러 장점이 있다. 혈액순환에 도움이 되고 감각이 없거나 저릿한 느낌을 사전에 차단한다. 우리는 근육이 일시적으로 마비되는 렘수면을 제외한 모든 수면 단계에서 몸을 움직인다. 얕은 잠을 자는 1단계와 2단계에서는 몸을 뒤척여도 완전히 깨지 않는 '반(半) 각성 상태'로 이어지므로 곧바로 다시 잠에 빠져든다.

문제적 움직임

간밤에 뒤척였던 기억이 나고 기분이 개운하지 않다면 가장 깊은 잠을 자는 3단계 도중 깨어났을 가능성이 높다. 취침 직전 격렬한 운동, 불안, 높은 체온 등 다양한 원인이 있을 수 있다. 수면 무호흡증이나 하지불안 증후군, 만성통증과 같은 질환 역시 잠을 설치게 만드는 요인이다.

주기성 사지운동장애(periodic limb movement disorder, PLMD) 증상일 수도 있다. 장시간 동안 팔과 다리에 근육경련이 일어나는데, 한 번 시작되면 20~40초간 지속된다. 수면을 방해할 뿐만 아니라 같이 자는 사람을 세게 치는 불상사가 벌어질 수 있다. 하지불안 증후군과 달리 주기성 사지운동장애는 수면 중에만 나타난다. 특정 유전자를 보유한 경우 더욱 취약하다는 사실이 과학적으로 입증되었다. 이 외에도 고혈압, 과잉자극, 불안 등과 연관이 있을 수 있다.

이러한 증상이 의심된다면 병원을 찾는 것이 바람직하다. 각성 수준을 낮추고 혈압을 안정시키려면 무엇보다도 스트레스를 줄여야 한다. 카페인은 주기성 사지운동장애 증상을 악화하므로, 잠들기 4~5시간 전부터는 카페인이 함유된 식음료를 피한다.

건강한 성인은 잠을 자는 동안 평균적으로 **50~60번** 움직인다.

밤에 다리 통증과 움직이고 싶은 충동을 느끼는 이유는 무엇일까?

자려고 누웠는데 자꾸만 다리를 움직이고 싶은 충동을 느낀다면 하지불안 증후군일 수 있다. 이는 수면 장애를 일으키는 신경 질환으로 생각보다 흔하다.

하지불안 증후군(Restless legs syndrome, RLS)은 몸을 움직이지 않을 때 주로 나타난다. 야간 수면 도중 증상을 많이 겪는 것도 이러한 이유 때문이다. 몇몇 전문가는 움직임과 근육 활동을 통제하는 뇌 영역에 문제가 생겨 증상이 나타난다고 주장하지만, 이를 뒷받침할 결정적 근거가 아직 발견되지 않았다. 최근 진행된 임상 연구에서 뇌의 철분 결핍이 원인으로 지목되었으나, 뇌의 철분 수치는 측정하기 매우 어렵다. 완전한 결론을 도출하기까지 시간이 좀 더 필요해 보인다.

하지불안 증후군은 모든 연령대에서 관찰되며 유전 가능성은 60%이다. 대개 뚜렷한 원인을 찾기 힘든데, 경우에 따라 비타민 D 결핍, 신경손상, 수면 무호흡증과 동반된다. 여성 5명 중 1명은 임신 기간에 경험한다. 철분과 엽산 결핍이 원인일 수 있다. 보통 출산 이후 증상이 없어진다.

하지불안 증후군 관리
정확한 원인은 아직 밝혀지지 않았지만, 증상 완화를 위해 몇 가지 방법을 시도해볼 수 있다.

· 다리 사이에 베개를 끼우고 자면 신경압박을 방지할 수 있다.

· 자기 전에 가볍게 걸으면 통증을 다스리는 데 도움이 된다. 통증이 심할 때는 다리 근육을 스트레칭한다.

· 철분이나 엽산, 또는 비타민 D를 섭취한 후에 증상이 나아지는 경우도 있다. 영양제를 복용하기 전에 반드시 의사와 상담한다.

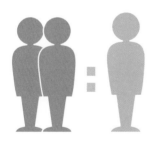

2 : 1
여성이 하지불안 증후군을
경험할 가능성은
남성보다 2배 높다.

나에게 가장 잘 맞는 수면 자세는 무엇일까?

우리는 보통 가장 편하다고 느끼는 자세로 잠자리에 든다. 그리고 자는 동안 더욱 안락한 자세를 찾기 위해 몸을 움직인다. 수면 자세마다 각각 장단점이 있다.

잠을 잘 때는 내 상태에 가장 도움 되는 자세를 취하는 것이 좋다. 편안하게 잠들 수 있을 뿐만 아니라 아침까지 숙면할 수 있다.

등을 대고 누운 자세

머리와 목, 그리고 무릎을 잘 지탱한다면 해당 부위에 가해지는 부담을 줄일 수 있다. 관절 강직 증상이 있는 사람에게 특히 좋다. 무릎 아래에 작은 베개를 깔면 휘어진 모양의 척추 밑부분을 지지하고 요통을 완화할 수 있다. 머리 위치가 살짝 높아야 역류성 식도염 증상을 줄이는 데 도움이 된다. 주름 방지 효과가 있다고 주장하는 사람들도 있다(98~99쪽 참고). 코골이와 수면 무호흡증 환자의 경우 등을 대고 누우면 증상이 심해지므로 주의해야 한다.

엎드려 누운 자세

몸을 엎드린 채 자면 코를 골지 않는다. 하지만 꽤 오래 머리가 한 쪽으로 비틀어져 있기 때문에 목과 척추에 많은 부담이 가해진다. 신경압박으로 이어지기도 한다. 상대적으로 무거운 몸통에 눌려 척추의 모양이 휘어지면서 허리 밑부분에 통증이 느껴진다. 되도록 엎드려 누운 자세는 피하는 것이 좋다. 어쩔 수 없을 때는 배 아래 딱딱한 베개를 깔아 척추를 지지한다.

옆으로 누운 자세

대개의 경우 옆으로 누운 자세가 가장 좋다. 척추와 그 외 관절에 가장 무리가 덜 가며 코골이 증상도 가장 효과적으로 완화한다. 주의할 점은 우리 몸의 왼쪽과 오른쪽이 완벽하게 대칭을 이루지 않는다는 사실이다. 연구 결과에 따르면 왼쪽으로 누운 자세가 더 좋은데, 왼쪽에 위치한 주요 기관과 장기에 이롭기 때문이다. 역류성 식도염과 속쓰림을 방지하고 뇌와 몸의 해독 작용을 돕는다. 혈액 순환에도 도움을 주므로 수면 중 경련, 저림, 발목 부종 등으로 고생하는 사람들에게 매우 효과적이다. 반대로 오른쪽으로 누우면 속쓰림이 심해질 수 있다. 위와 내용물이 기울어지므로 소화에 문제가 생긴다. 옆으로 누운 자세를 취할 때는 딱딱한 베개로 머리와 목을 받치는 것이 좋다. 관절 통증이 있다면 무릎 사이에 작은 베게를 끼워 척추를 곧게 유지한다.

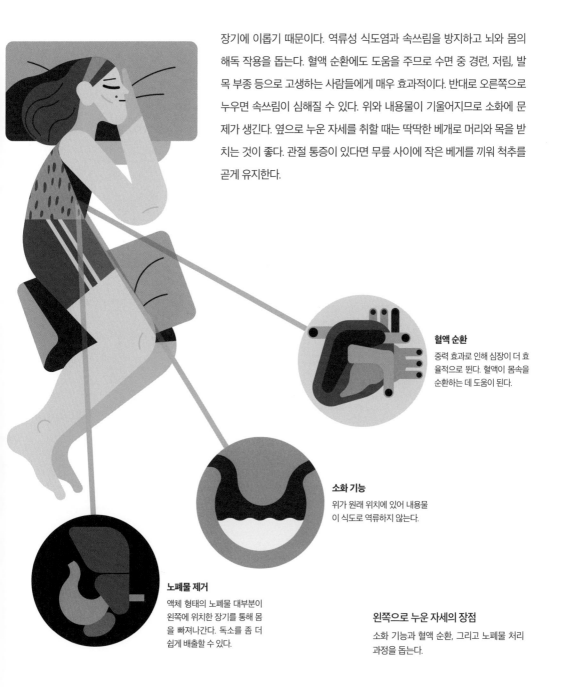

혈액 순환
중력 효과로 인해 심장이 더 효율적으로 뛴다. 혈액이 몸속을 순환하는 데 도움이 된다.

소화 기능
위가 원래 위치에 있어 내용물이 식도로 역류하지 않는다.

노폐물 제거
액체 형태의 노폐물 대부분이 왼쪽에 위치한 장기를 통해 몸을 빠져나간다. 독소를 좀 더 쉽게 배출할 수 있다.

왼쪽으로 누운 자세의 장점
소화 기능과 혈액 순환, 그리고 노폐물 처리 과정을 돕는다.

미녀는 정말
잠꾸러기일까?

'미녀는 잠꾸러기'라는 말이 근거 없는 소리라고 일축하는 이들도 있다. 하지만 잠을 설친 후에 눈 밑 다크서클이 더욱 진해지는 것을 보면 수면의 질이 외모에 실질적인 영향을 준다는 사실을 알 수 있다.

예뻐지려면 잠을 푹 자야 한다는 이야기를 종종 듣는다. 탄탄한 과학적 증거가 이를 뒷받침한다. 밤 동안 우리 몸은 매우 중요한 회복과 재생 기능을 수행한다. 대부분의 재생 과정이 수면 후단계에 일어나므로, 이 단계를 일부 또는 아예 건너뛰면 손해를 보게 된다. 또한 수면 부족은 스트레스 반응을 유발한다. 이 과정에서 손상 복구 과정을 방해하고 염증을 일으키는 호르몬이 분비되는데, 피부를 부드럽고 환하게 만드는 단백질을 분해한다.

나아가 잠을 못 자면 혈액 순환이 나빠지고 혈액 내 산소 수치가 떨어진

피부를 위한 생물학적 관리
아래 타임라인을 보면 오래 잘수록 우리 몸의 자가 치유 능력이 더욱 효과를 발휘하는 것을 알 수 있다. 특히 재생 과정 대부분이 수면 3단계에서 일어난다.

자는 동안에는

✓ **손상된 피부를 재생한다**
깊은 잠을 자는 동안 시상하부에서 성장호르몬이 분비되며 콜라겐 생성이 촉진된다. 콜라겐은 피부 탄력을 유지하고 주름을 방지한다. 잠을 늦게 잘수록 성장호르몬 분비량이 줄어든다.

✓ **항산화물질이 분비된다**
오전 2시에서 4시 사이에 멜라토닌 수치가 증가한다. 깨지 않고 푹 자도록 도와주는 멜라토닌은 항산화 작용을 통해 활성산소로부터 피부를 보호한다. 활성산소는 피부 세포에 붙어 염증과 손상을 유발하는 불안정한 원자를 말한다.

다. 너무 일찍 일어나면 안색이 창백하고 칙칙한 것도 이 때문이다. 또 혈류가 원활하지 않으면 피부가 매우 얇은 눈 아랫부분으로 피가 모여 다크서클이 생기고 붓는다. 때 이른 피부 노화와의 싸움은 장기전이다. 꾸준하게 충분한 수면을 취해야 승리할 수 있다. 붓거나 불룩 튀어나온 눈 밑을 즉각적으로 해결하는 방법도 있다. 머리 위치가 높아지도록 여분의 베개를 베고 바닥에 등을 댄 자세로 자는 것이다. 중력이 눈 주변에 몰린 피를 아래로 끌어당긴다.

타고나는 피부

피부는 유전자 영향을 많이 받는다. 색이 옅고 두께가 얇은 피부를 물려받은 사람은 다크서클이 더욱 진하게 보인다. 아무리 열심히 관리해도 피부 노화는 막을 수 없다. 누구나 겪는 자연스러운 과정이기 때문이다. 나이가 들수록 피부 탄력을 책임지는 콜라겐 생성이 둔화하고 피부 장벽이 점차 얇아진다.

아침에 일어나면

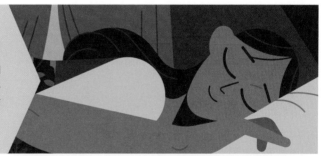

✓ 피로가 풀린다
밤 동안 숙면을 취하면 스트레스 호르몬이 최저치까지 떨어진다. 소염 효과가 있는 멜라토닌과 성장호르몬이 피부 세포를 재생하고 회복하며 해독한다.

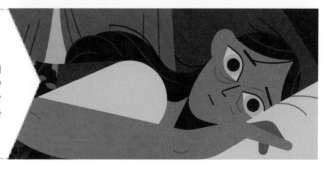

✗ 잠이 부족하다
잠을 너무 적게 자면 깊은 수면에서 보내는 시간이 줄어든다. 이는 성장호르몬 분비에 영향을 미친다. 또한 스트레스 호르몬인 아드레날린과 코르티솔이 급격하게 증가하는데, 둘 다 세포 재생을 방해한다.

수면제로
수면 부족을
고칠 수 있을까?

극심한 수면 부족에 시달리느라 푹 자고 싶은 마음이 간절한 사람에게 수면제는 뿌리치기 힘든 유혹이다. 하지만 단점을 간과해서는 안 된다.

수면제는 더 빨리 잠들고 더 오래 자도록 도와준다. 처방전 없이 살 수 있는 수면제에는 대개 항히스타민제 또는 힐초(발레리안)와 레몬밤 같은 허브 추출물이 들어있는데, 몸과 뇌를 진정시키는 이완제 역할을 한다. 반면 항우울제, 비벤조디아제핀(Z-drug), 벤조디아제핀 등 처방전이 있어야 구할 수 있는 수면제는 효과가 강력하며 뇌기능과 신체 기능에 큰 영향을 미친다.

가공된 수면

장기간 수면제 복용에 신중해야 하는 이유는 증상만 해결하는 것이 아니라, 오히려 더 많은 문제를 만들어내기 때문이다. 항히스타민제를 먹은 다음 날에는 졸리고 나른한 기분이 든다. 그러나 너무 자주 복용하면 건망증과 두통이 생길 수 있다. 처방 받은 수면제로 유도한 수면은 정상적인 수면과는 완전히 다르다. 이러한 수면제는 회복 작용이 일어나는 렘수면과 깊은 수면을 축소한다. 또한 처방전이 필요한 수면제 거의 대부분이 중독과 금단 현상을 일으킬 수 있다. 위험 부담이 심각한 만큼 반드시 전문 의료진의 면밀한 관리 하에 복용해야 한다.

시술 후 회복할 때 발생하는 단기적인 수면 장애에는 수면제가 도움이 된다. 그러나 대부분의 경우 좀 더 효과적으로 문제를 해결하는 장기적인 해결 방법이 있다. 불면증 인지행동치료, 올바른 수면 위생, 긴장완화 요법 등을 예로 들 수 있다. 어떤 종류든 수면제를 복용하기 전에 항상 의사와 상담하는 것이 바람직하다. 처방전 없이 구할 수 있는 수면제도 마찬가지다.

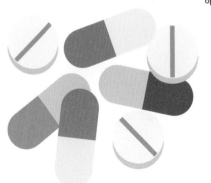

멜라토닌 영양제가
수면에 도움이
될까?

졸음 호르몬인 멜라토닌은 수면/기상 주기에 큰 영향을 미친다. 그렇다면 멜라토닌 성분을 함유한 영양제를 먹으면 수면 장애를 효과적으로 개선할 수 있을까?

우리 몸은 빛의 변화에 맞춰 자동으로 멜라토닌을 생성한다. 조명이 어둡다는 전제로, 잠들기 약 2시간 전부터 분비되며 졸음을 유도한다. 멜라토닌 영양제는 성인 불면증 환자의 빠른 수면을 도와 증상을 완화한다고 알려져 있다. 그뿐만 아니라 시차증이나 교대 근무로 인한 불면증 증상에도 효과적이다. 다른 수면제에 비해 부작용이 적어 복용해도 안전한 것으로 보인다. 단기적으로 복용할 때 가장 큰 효과가 나타난다. 만약 오랜 기간에 걸쳐 지속적으로 사용하면 멜라토닌을 생성하는 신체 기능에 영향을 줄 수 있다.

어린이의 멜라토닌 복용을 둘러싼 찬반 논의가 지금도 계속되고 있다. 청소년기가 시작되면 수치가 저절로 떨어진다. 어린이가 멜라토닌 영양제를 장기간 섭취할 경우, 사춘기가 지연되거나 지장을 받을지도 모른다는 지적도 있다.

멜라토닌 영양제는 수많은 나라에서 처방전 없이 구할 수 있다. 그러나 제품당 호르몬 함유량은 천차만별이다. 멜라토닌 영양제에 관한 한 연구에서 겉면에 표시된 함유량과 실제 멜라토닌 성분을 비교했더니, -83%에서 +478%까지 차이 나는 것으로 나타났다. 영양제 복용을 고민 중이라면 의사나 수면 전문가와 상의한 후 결정하는 것이 안전하다.

" "
햇빛 노출은 멜라토닌 영양제 만큼이나
효과적으로 자발적 졸음을 유도한다.

기분은 수면에 어떤 영향을 미칠까?

이리저리 뒤척이며 밤을 보내고 나면 높은 확률로 다음 날 기분에 지장을 받는다. 심적 상태는 물론, 나아가 다음 수면에 영향을 미칠 가능성이 크다.

우리의 생각, 행동, 그리고 물리적인 감정은 서로 밀접하게 연결되어 있으며 심적 상태에 반영된다. 두려움이나 분노 같은 부정적인 감정은 생물학적 스트레스 반응을 유발해 아드레날린과 코르티솔의 폭발적 분비를 부추긴다. 이렇게 되면 잠드는 것도, 잠든 상태를 유지하는 것도 어렵다. 다음 날 아침 기분이 저조한 상태에서 일어날 가능성이 매우 크다.

기분이 좋을까 아니면 나쁠까?

흥미롭게도 기분이 좋을 때는 잠을 설쳤는데도 이를 부정적인 방향으로 인식하지 않기도 한다. 신경계의 입장에서 볼 때 불안, 두려움, 흥분, 그리고 즐거움은 크게 다르지 않다. 모두 높은 수준의 각성 상태이기 때문이다. 그러나 뇌는 이러한 감정을 다르게 해석한다. 불안은 부정적인 감정으로 인식된다. 때문에 두근거림과 초조함 등 불안의 물리적 징후가 감지되는 순간, 이를 속상하거나 불편하다고 받아들인다. 반대로 긍정적인 감정으로 분류되는 흥분은 같은 물리적 징후가 나타나도 문제처럼 느껴지지 않는다. 손꼽아 기다린 휴가 전날 잠을 설치는 것과 큰 시험을 앞두고 뒤척이는 것은 전혀 다른 경험으로 인식된다.

기분이 좋아야 잠도 잘 잔다

하루 동안 기분은 다양한 요소의 영향을 받는다. 기운이나 체력의 변화, 가정이나 직장에서 받는 압박감, 심지어 식사 방법, 시간, 종류까지 수많은 변수에 따라 기분이 달라진다. 기분이 수면에 미치는 영향을 알 수 있는 좋은 방법으로 기분 일기가 있다. 수면 일기(36~37쪽 참고)에는 이미 매일 느끼는 기분과 그에 따른 물리적 감정이나 마음 상태를 기록하도록 되어 있다. 수면 부족의 원인일 수도 있는 패턴을 한눈에 파악할 수 있다.

또한 연구 결과를 살펴보면 긍정적인 감정을 더 많이 경험할수록 수면의 질이 더 좋다는 점을 알 수 있다. 효과적인 전략을 통해 부정적 감정을 잘 다스리면 잠을 설칠 확률이 낮아진다. 긴장완화 요법을 응용하면 만족스러운 결과를 얻을 수 있다. 노력에도 불구하고 저조한 기분이 개선되지 않는다면 의사와 상의하는 것이 바람직하다.

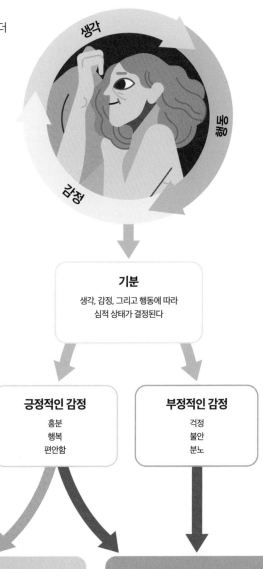

기분과 수면

불안한 기분은 각성 상태를 유발해 수면을 더욱 어렵게 만든다. 긍정적인 감정 역시 동일한 스트레스 반응을 일으키지만 문제로 인식되지 않는다.

생각

행동

감정

기분

생각, 감정, 그리고 행동에 따라
심적 상태가 결정된다

긍정적인 감정

흥분
행복
편안함

부정적인 감정

걱정
불안
분노

편안한 잠자리

느긋한 기분이 몸의 긴장을 완화시켜
숙면을 취할 수 있다

편안하지 못한 잠자리

'긍정적' 감정 또는 '부정적' 감정에 의해
각성된 신경계가 잠을 방해할 수 있다

정상인 상태

수면과 관련해 별다른 걱정
이 없다. 취침 시간이 되면
쉽게 잠이 든다.

오후 7시:
수면에 대한 부정적인 생각이
전혀 없다

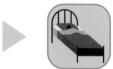

오후 10시 30분:
잠자리에 든다

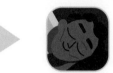

무조건 반사:
정상적인 수면

불면의 시작

수면과 관련한 걱정은 없지
만, 침대에 누운 후에 깨어
있는 상태가 지속되거나 무
언가의 의해 자다 깨기를 반
복한다.

오후 7시:
수면에 대한 부정적인 생각이
전혀 없다

오후 10시 30분:
잠자리에 든 이후 방해 요소를
만난다(예: 외부 소음)

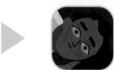

불면 또는
잠을 설침

불안해지기 시작

방해 요소로 인해 수면 흐름
이 깨지고 나면 취침이 걱정
되기 시작한다.

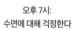
오늘은 잘 수
있을까?

오후 7시:
수면에 대해 걱정한다

오후 10시 30분:
잘 수 없다는 걱정을 안고
잠자리에 든다

불면

조건부 각성

일찍부터 시작된 걱정은 점
점 더 부피가 커지고 불면 상
태가 반복된다.

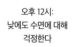
취침 시간이
두렵다

오후 12시:
낮에도 수면에 대해
걱정한다

오후 10시 30분:
잠자리에 들지만
걱정이 더욱 커진다

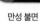

만성 불면

잠잘 생각을 하면 불안해지는 이유는 무엇일까?

몹시 불만스러운 일이 아닐 수 없다. 30분 전만 해도 눈만 감으면 잘 수 있었는데, 취침 준비를 시작하는 순간 밤잠을 설칠 것이라는 불길한 생각에 휩싸인다.

잠을 잘 자다가 혹은 막 잠에 빠지려고 하는데 갑자기 누군가가 잡아당긴 것처럼 눈이 번쩍 뜨이는 경험을 해본 적이 있을 것이다. 이런 밤이 몇 번 반복되면 잠을 아예 못 자는 것은 아닌지 걱정된다. 그러다 심각한 문제가 발생한다. 뇌가 졸음이 아니라 일어난 상태를 취침과 연상해 생각하기 시작한 것이다. 그 결과 불면증이 한 차례 나타난다(198~199쪽 참고).

이러한 현상을 가리켜 '조건부 각성(conditioned arousal)'이라고 말한다. 수면 환경이나 루틴의 어떤 부분으로 인해 잠들지 못할 수도 있다는 두려움이 생긴다. 그리고 이 두려움은 더 심한 불면을 불러온다. 악순환을 끊어내려면 침대와 취침 시간을 걱정이나 각성 상태가 아니라, 편안함과 수면과 연관 지어 생각하도록 뇌를 다시 훈련해야 한다.

부정적인 연관성을 깨부수다

불면증 인지행동치료(132~133쪽 참고)를 통해 취침과 불면 사이의 연관성을 삭제하는 방법을 효과적으로 학습할 수 있다. 이전에 아무런 문제 없이 숙면을 취했다는 사실을 상기하고, 다시는 잘 수 없을 것이라는 부정적인 생각을 몰아내는 데도 도움이 된다.

침대 옆에 노트를 준비해 수면에 대한 부정적인 생각이나 걱정을 낙서하듯이 쓰는 것도 좋다. 글을 쓰는 행동을 통해 마음속 생각을 비우면 좀 더 홀가분한 기분으로 잠들 수 있다.

조건부 각성

조건 반사가 생기기 전까지는 평소 하던 대로 잠을 잘 수 있다. 그러나 어떤 요인으로 인해 하루 이틀 잠을 설치기 시작하는 순간, 취침 시간에 대한 걱정과 이로 인한 수면 장애가 점점 악화된다. 결국 잠들지 못할 것이라는 생각을 하게 된다.

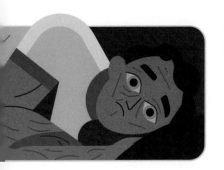

프로바이오틱스가 수면에 도움이 될까?

위장 내 마이크로바이옴은 인체의 소화기관에서 서식하는 미생물을 말하는데, 전반적인 건강과 웰빙에 매우 중요한 역할을 한다. 최적의 상태로 관리하면 수면에도 도움이 된다.

연구 결과에 따르면 깨지기 쉬운 위장 내 미생물 균형에 변화가 생기면 신체적 건강뿐만 아니라 정신적 건강에도 영향을 미친다. 변화를 가져오는 요인은 식습관, 질환, 스트레스, 특정 약물 등 다양하다.

위장 내 마이크로바이옴이 수면과 관련이 있는지에 대한 연구가 진행되어 왔지만 지금까지 서로 상반되는 결과만이 도출되었다. 한 연구에서 위장 미생물 종류가 다양한 사람은 위장 내 마이크로바이옴이 결핍된 사람에 비해 더 오래 잔다는 사실이 드러났다. 수면을 조절하는 신체 기능이 정상적으로 작동하려면 건강한 위장 내 마이크로바이옴이 반드시 필요하다는 주장도 있다. 세로토닌과 가바 둘 다 위장 내에서 합성된다.

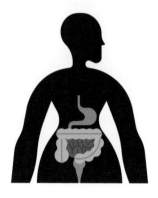

위장

체내 세로토닌 분비의 약 90%가 위장에서 이루어진다. 세로토닌은 좋음 호르몬인 멜라토닌 생성에 꼭 필요하다.

프리바이오틱스

프로바이오틱스

양질의 수면

건강한 위장 내 마이크로바이옴을 위해

살아있는 배양균인 프로바이오틱스를 먹거나 마시면 위장 내 마이크로바이옴의 다양성을 향상하는 데 도움이 된다. 최근 항생제 치료를 받은 적이 있다면 미생물의 종류가 다양할수록 좋다. 프로바이오틱스는 김치, 미소, 케피어(카프카스 산악지대에서 먹는 발포성 발효유 종류), 콤부차와 같은 발효 음식이나 요거트에 많이 들어있다. 영양제 형태로 복용해도 좋다. 프로바이오틱스 외에도 균형 잡힌 식단을 통해 위장 건강을 증진할 수 있다. 프리바이오틱스를 함유한 음식 섭취도 효과적이다. 위장 내 마이크로바이옴이 먹는 화합물로 유익균 증식을 돕는다. 프리바이오틱스가 풍부한 음식으로 바나나, 양파, 마늘, 귀리, 렌틸콩, 완두콩, 병아리콩, 콩, 땅콩 등이 있다.

" " _____

위장 내 마이크로바이옴을
향상하기 위한 노력이
수면의 질에도 영향을 준다는
증거가 늘어나고 있다.

취침 시간이고 피곤한데도, 왜 잠이 오지 않을까?

수면 과학의 세계에서 '피곤하다'와 '졸리다'는 완전히 다른 의미이다. 하루 일과를 끝낸 후 진이 빠진 상태이더라도 다른 감각을 압도하는 수면 욕구가 찾아올 때까지 쉽게 잠들지 못한다.

신체적으로 그리고 정신적으로 지친 상태에 우리는 '피곤함'을 느낀다. 반면 '졸림'은 도저히 거부할 수 없는 자고 싶은 충동을 말한다. 이와 같은 수면 압력(수면 욕구 또는 수면 충동이라고도 부른다)은 저녁 동안 서서히 커지는 것이 정상이다. 그러나 다양한 요소가 훼방을 놓는다. 늘 바쁘게 사는 편이라면 스트레스 호르몬에 속하는 아드레날린과 코르티솔이 아직 과도하게 분비된 상태일 수 있다. 이 경우 생물학적 수면 압력을 높이는 졸음 호르몬 아데노신이 제 역할을 하지 못한다. 카페인이나 특정 약물과 같은 자극제 또한 수면 압력 상승을 방해한다.

바쁜 하루의 끝에 긴장을 풀 시간을 충분히 확보해야 한다. 그래야 수면 압력이 자연적으로 올라가기 때문이다. 그뿐만 아니라 몸이 보내는 졸음 신호를 놓치지 않도록 주의를 기울여야 한다.

취침 시간을 넘기다

꾸벅꾸벅 졸거나 팔다리가 무겁게 느껴진다면 몸이 잠들 준비가 되었다는 신호를 보내는 것이다. 평소 취침 시간에 이러한 느낌이 없다면 너무 졸려서 눈이 저절로 감길 때까지 버텨보자. 수면 압력이 올라가면서 졸리면 어떤 기분이 드는지 다시 한 번 학습하게 된다.

압력 올리기

다음과 그림과 같은 하루 패턴을 따라 수면 충동이 발생하는 것이 가장 이상적이다. 상쾌한 기분으로 잠에서 깬 아침 시간에 수면 압력이 가장 낮다. 이후 서서히 증가해 잠자리에 드는 늦은 저녁에 정점을 찍는다.

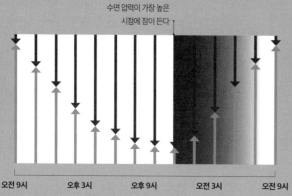

수면 압력이 가장 높은 시점에 잠이 든다

| 오전 9시 | 오후 3시 | 오후 9시 | 오전 3시 | 오전 9시 |

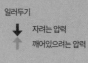

일러두기

↓ 자려는 압력
↑ 깨어있으려는 압력

ASMR은 무엇일까? 수면에 도움이 될까?

자율감각 쾌락반응 또는 ASMR이란 물리적 또는 심리적 안정을 주는 쾌감을 가리킨다. ASMR을 즐겨보는 많은 사람들은 이러한 쾌감이 수면에 도움이 된다고 말한다.

ASMR(autonomous sensory meridian response)을 '두뇌 오르가슴(braingasm, 뇌로 느끼는 오르가슴이라는 뜻-옮긴이)'이라고 표현하기도 한다. 두피에서 시작된 간지러운 쾌감이 목과 등을 따라 아래로 퍼진다. 이는 ASMR을 통해서만 느낄 수 있는 감각인데, 사람에 따라 반응이 오지 않는 경우도 있다. ASMR 감지 능력의 보편성을 다룬 결정적 연구는 아직까지 없다.

그럼에도 불구하고 ASMR의 인기는 날로 높아지고 있다. 이미 하나의 온라인 영상 장르로 자리 잡았다. 많은 사람들이 ASMR 효과가 있다고 주장하며 일상에서 사용하는 물건들로 시각 및 음향 콘텐츠를 만들어내고 있다. 타인이 일련의 행동들을 부드럽게 이어나가는 영상을 시청하다 보면 의외로 친근하게 느껴진다. 일부 과학자들은 영상에 등장하는 인물과의 친밀감으로 인해 쾌락 호르몬과 이완을 유도하는 호르몬이 뒤섞여 분비되고, 그 결과 ASMR 특유의 간지러움을 느낀다고 주장한다. 그런가 하면 ASMR이 부모와 자녀 사이의 유대감 형성 과정을 따라 한다는 의견도 있다. 때문에 시청자가 편안하며 잠이 절로 오는 만족감을 느낀다는 것이다.

ASMR 연구는 아직 시작 단계이다. 긍정적인 효과가 보고되고 있어 과학자들이 관심을 기울이고 있다. 흥미롭게도 수많은 ASMR 콘텐츠 시청자가 마음이 굉장히 차분해진다고 말하는 것과 달리, 완전히 반대 반응을 보이는 사람도 있다. 명확한 점은 앞으로 훨씬 더 활발한 연구가 진행될 필요가 있다는 것이다.

ASMR 감지 능력이 있는지 궁금하다면 조용한 장소에 앉아 이어폰을 연결해 선택한 콘텐츠를 시청해보자. 몸에 느껴지는 감각에 집중하는 것이 중요하다. 콘텐츠 종류에 따라 반응이 더 뚜렷하게 나타날 수 있으므로 다양한 소리와 시각에 도전해보자.

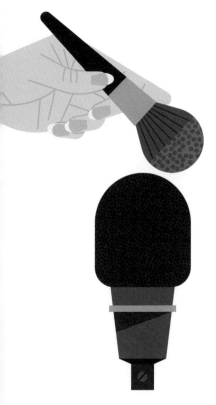

ASMR을 촉발하다
ASMR은 브러시를 마이크에 대고 쓰다듬거나 속삭이기도 하고 종이를 구기는 등 반복적으로 부드러운 소리를 내는 영상이 대부분이다. 마사지나 심지어 음식을 먹는 모습을 보여주는 영상도 있다!

소파에서 잠들었다가 침대로 옮겨가는 순간 잠이 달아나는 이유는 무엇일까?

졸리기 시작해서 잠자리에 들었는데, 머리가 베개에 닿는 순간 졸음이 저 멀리 달아난다. 순간적으로 화가 치밀지만, 사실 진화적인 관점에서 볼 때 당연한 현상이다.

수백만 년에 걸쳐 인류의 뇌는 주변 환경에 따라 여러 각성 상태를 오가는 방식으로 생존 메커니즘을 진화시켜 왔다. 상뇌(전전두엽 피질)는 논리적이고 전략적이다. 반면 하뇌(대뇌변연계)는 원시적이고 감정을 담당한다. 위협을 감지하면 하뇌는 상뇌를 건너뛰고 투쟁-도피 스트레스 반응을 촉발해 우리가 스스로를 보호할 수 있도록 돕는다.

　　선사시대 조상들에게 포식자의 공격에 그대로 노출되는 수면은 매우 위험한 행위였다. 때문에 사람의 뇌는 안전한 장소임을 확인하기 위해 잠들기 직전 주변을 훑어보는 습관을 들였다. 하지만 현대 인류는 단 한 번이라도 잠드는 데 애를 먹거나 자다가 화들짝 놀라며 깨는 일을 경험하면, 민감하게 반응하기도 한다. 잠자리에 드는 행동이 생존 본능을 촉발하고 숨어있는 위험에 반응하도록 몸을 준비하는 상황이 벌어질 수 있다.

자야 할 시간

소파에 편안하게 누워있는 동안에는 경계심이 투철한 대뇌변연계가 비활성화되고 저절로 눈이 감긴다. 그러나 침실로 옮겨가는 순간, 뇌는 주변에 위험이 도사리고 있을지도 모른다는 사실을 떠올린다. 따라서 경계 신호를 보내고 재빨리 각성 상태를 유발한다.

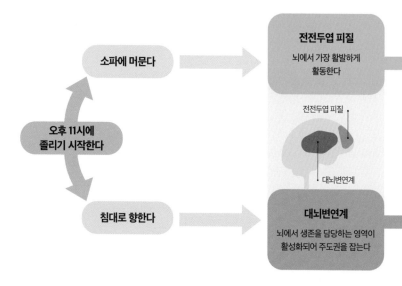

소파에 머문다

오후 11시에 졸리기 시작한다

침대로 향한다

전전두엽 피질
뇌에서 가장 활발하게 활동한다

전전두엽 피질

대뇌변연계

대뇌변연계
뇌에서 생존을 담당하는 영역이 활성화되어 주도권을 잡는다

원시적인 뇌를 비활성화하려면

원초적인 본능을 제어하려면 대뇌변연계를 달랠 방법을 강구해야 한다. 뇌가 위협에 대한 자연스러운 반응을 무시하도록 유도해야 하기 때문이다. 또한 잠드는 행동이 두렵지 않다는 사실을 주지시켜야 한다.

- **긴장완화요법**은 경계 태세에 돌입한 대뇌변연계를 진정시키는 데 효과적이다. 125쪽에 소개된 방법을 참고해보자.

- **침실 분위기가 차분하고 안정적인 느낌을 주는지 점검한다.** 170~171쪽과 178~179쪽에 수면 공간을 편안하고 안전하게 꾸미는 요령이 나와 있다.

- **되도록 스트레스를 유발하는 상황을 피한다.** 파트너 혹은 가족과의 곤란한 대화는 나중으로 미루고 회사 메일 수신함은 열어보지 않는다.

- **불면증 인지행동치료 또는 그 외 인지전략**(132~133쪽 참고)은 수면에 대한 인식을 바꾸는 데 도움이 된다.

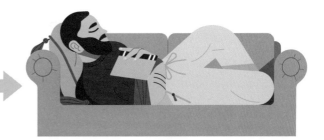

논리적인 뇌가 주도할 때
- 감지할 위험이 없으므로 뇌는 편안함과 안전함을 느낀다
- 스트레스 반응이 촉발되지 않으므로 계속 졸린 상태에서 잠이 든다

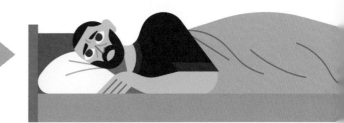

원시적인 뇌가 주도할 때
- 뇌가 깜짝 놀라 깨어났던 이전 경험을 떠올리며 혹시 모를 위험에 대비해 주변 환경 점검을 지시한다
- 스트레스 반응이 촉발되어 잠에서 완전히 깨어난다

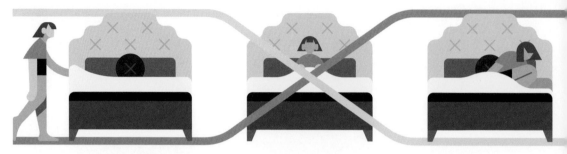

졸리고 편안한 상태로,
가바 수치는 높지만 코르티솔 수치는 낮다

고민이 떠오르기 시작하면서
코르티솔 수치가 올라간다

가만히 있을 수 없어 일어난다

왜 밤이 되면 고민이 더 커질까?

말똥말똥한 정신으로 누워있는데 걱정이 꼬리에 꼬리를 물고 이어질 때가 종종 있다. 어느새 몸집을 한껏 부풀린 고민이 잠을 쫓아낸다.

우리는 사회적 동물인 동시에 해결 중심적 성향을 가지고 있다. 낮 시간에 문제를 맞닥뜨리는 경우 실현 가능한 단계를 차근차근 밟아 해결한다. 아니면 다른 사람에게 도움을 구한다. 하지만 집중을 방해하는 것도 없고 문제를 의논할 사람도 없는 밤이 되면 이야기가 달라진다. 기회를 포착한 뇌가 사소한 걱정을 복잡한 문제로 둔갑시키기 때문이다. 깜깜한 방에 누워있다 보면 극단적인 사고에 빠지기 쉽다. 최악의 시나리오를 떠올리며 커지는 무력감에 허덕인다. 이로 인해 스트레스 반응이 촉발되면 아드레날린과 코르티솔 분비가 폭발하고 신경계가 과도하게 활성화될 수 있다.

스트레스 반응을 진정시키려면

스트레스 반응을 뒤집는 간단하면서도 효과가 입증된 방법이 있다. 바로 몸을 움직이는 것이다. 움직임은 의식적으로 행동한 결과이다. 따라서 문제의 주도권을 잡고 있다는 생각을 하게 만든다. 또한 연구 결과에 따르면 움직임은 체내에서 자연적으로 생성되는 신경전달물질인 가바 수치를 높이는 것으로 알려져 있다. 신경계에 제동을 걸어 처리 속도를 늦추고 스트

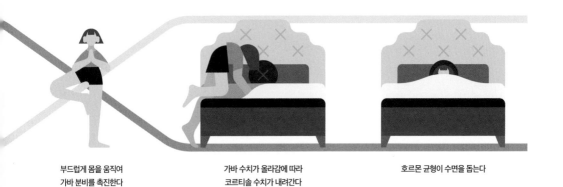

부드럽게 몸을 움직여
가바 분비를 촉진한다

가바 수치가 올라감에 따라
코르티솔 수치가 내려간다

호르몬 균형이 수면을 돕는다

레스 반응을 진정시키며 관련된 부정적 감정을 중화하는 역할을 한다. 스트레스는 가바 분비를 저해한다. 가바 결핍은 불안과 수면 부족과 연관이 있으므로 취침 시간에 수치를 올리는 것만으로도 걱정에서 벗어나 숙면을 취하는 데 도움이 될 수 있다.

잠들기 전 긴장완화 루틴에 부드럽게 몸을 움직이는 동작을 추가해보자. 특히 요가 후에 가바 수치가 현저하게 상승된다고 알려져 있다. 자려고 누운 지 20분이 지나도록 고민이 사라지지 않는다면, 다시 일어나 가볍게 움직여 가바 분비를 촉진하는 것이 좋다.

가바 보충 섭취

가바가 함유된 영양제나 천연 허브 치료제인 아슈와간다(가바와 유사한 성분이 들어있다)를 먹으면 스트레스를 줄이고 숙면에 도움이 된다는 증거가 있다. 흥미로운 점은 케피어나 김치 같은 발효 식품과 프로바이오틱스 역시 위장 내 가바 분비를 촉진한다는 것이다. 음식 섭취를 통해 가바 수치를 건강하게 유지할 수 있다.

일러두기
가바 수치
코르티솔 수치

가바와 코르티솔

부풀어오른 걱정은 신체의 스트레스 반응을 활성화하는데, 그 결과 가바 수치가 떨어진다. 가바 분비가 촉진되면 코르티솔 수치가 낮아지면서 다시 편안하게 잠들 수 있다.

다시 잠이 오지 않을 때는 어떻게 해야 할까?

보통 화장실을 가거나 자세를 바꾸기 위해 밤 사이 한두 번은 자다가 깨어난다. 그런데 다시 잠드는 일이 유독 어려울 때가 있다.

한밤중에 잠에서 깨는 것은 이상한 일이 아니다. 대부분 사람들은 저절로 빠르게 다시 잠이 든다. 또는 노래나 수면 앱, 약간의 독서로 꿈속으로 돌아간다. 만약 20분이 지난 후에도 잠이 오지 않아 몸만 뒤척이고 있다면, 잠시 침실을 벗어나 다시 졸릴 때까지 기다리는 것이 가장 좋은 방법이다.

주의를 분산한다

침대에서 일어나는 전략이 직관에 반대되는 선택이라고 생각될 수도 있다. 하지만 다시 잠들도록 스스로를 몰아세워도 소용없는 일이다. 나아가 잠을 잘 수 없을지도 모른다는 걱정이 서서히 고개를 들면서 불면증과 같은 장기적인 수면 장애로 이어질 위험이 있다. 잠이 오지 않을 때 우리는 움직임을 최대한 자제한다. 이는 오히려 근육을 긴장시켜 잠을 더욱 멀리 내쫓는다. 연구 증거를 살펴보면 몸을 일으켜 다른 일에 집중하는 것이 문제 해결에 가장 효과적임을 알 수 있다. 궁극적으로 수면의 핵심은 긴장을 푼 편안한 상태다. 조바심에 애를 써봤자 도움이 안 된다는 이야기이다. 이런 일을 자주 겪는 편이라면 주의를 분산시키는 도구 세트를 미리 준비해두자. 가볍게 읽을 수 있는 책이나 어른용 컬러링북처럼 적당히 즐겁되 지나친 자극을 주지 않는 것들이 좋다. 긴장을 완화하는 스트레칭과 요가 동작도 도움이 된다. 조명은 어둡게 유지한다. 졸리기 시작하면 다시 침대로 돌아간다. 20분 후에도 잠이 오지 않는다면 다시 일어나 차분하게 주의를 분산하는 방법을 반복한다.

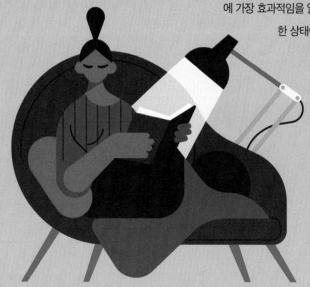

" " _____

잠들기 위한 노력은
역효과를 불러오므로,
애쓰던 것을 멈추고
다른 일에 집중하며
저절로 잠이 올 때까지
기다린다.

왜 꿈은 기억나지 않을까?

누구나 꿈을 꾼다. 그러나 모두가 어떤 꿈을 꿨는지 기억하는 것은 아니다. 어떤 수면 단계에서 일어났는지 등 여러 요인에 따라 꿈을 기억하는 능력이 달라진다.

꿈을 기억하려면 특정 조건을 만족해야 한다는 연구 결과가 있다. 조건이 충족되지 않으면 깨어나기 전에 꿈이 연기처럼 사라진다. 조건 중에는 꿈이 얼마나 인상적이었는지, 꿈을 꾼 후 일어나기까지 얼마나 걸렸는지, 어떤 수면 단계에서 깨어났는지, 일어난 직후 어떤 일이 있었는지 등이 포함된다.

　일부 과학자들은 꿈을 기억하는 능력과 왼손잡이 여부가 관련이 있다고 주장한다. 왼손잡이는 우반구가 더 큰데, 꿈이 형성되는 영역이 바로 이

꿈의 기억에 대한 이론
몇몇 과학자들이 제시한 이론에 따르면 특정 조건들에 따라 꿈을 기억하는지 여부가 결정된다.

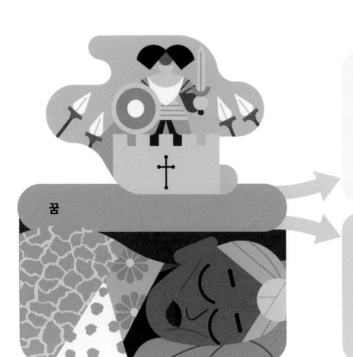

꿈을 기억할 수 있는 조건

- 흥미진진한 꿈 내용
- 렘수면 단계에서 깨어남
- 꿈을 꾼 직후 깨어남
- 꿈이 장기 기억으로 전환될 때까지 방해 요소가 전무함

꿈을 기억하지 못하는 조건

- 지루하고 평범한 꿈
- 비렘수면 단계에서 깨어남
- 꿈을 꾸고 한참 후에 깨어남
- 꿈이 장기 기억으로 저장되기 전 방해 요소가 발생함(알람 소리 등)

곳이다. 따라서 왼손잡이가 꿈을 더 잘 기억한다는 이론이 사실일 수도 있다. 꿈과 관련된 장소에 더 쉽게 접근할 수 있기 때문이다. 또한 연구에 따르면 왼손잡이인 사람 대다수는 꿈이 나타나는 렘수면을 더 많이 경험한다.

10대의 꿈

꿈을 기억하는 데 있어 렘수면 양이 핵심적인 역할을 하는 것으로 보인다. 렘수면에서 보내는 시간이 가장 긴 연령대는 10대로, 꿈을 기억하는 능력 또한 다른 연령대에 비해 뛰어나다. 나이가 들면서 렘수면과 꿈에 대한 기억이 줄어든다.

꿈을 기억하려면?

· **7~9시간의 수면이 적당하다.** 렘수면 단계를 최대한 많이 확보해야 꿈을 꿀 확률과 꿈을 기억할 확률, 둘 다 높아진다.

· **꿈 일기를 침대 옆에 둔다.** 자기 전에 꿈을 기억하고 싶다는 바람을 다시 한번 상기한다. 잠에서 깰 때 단편적인 꿈 내용은 단기 기억으로 저장되므로, 잊어버리기 전에 재빨리 일기를 작성한다. 꿈을 반복해서 종이에 기록하면 꿈에 대한 기억이 개선된다고 알려져 있다.

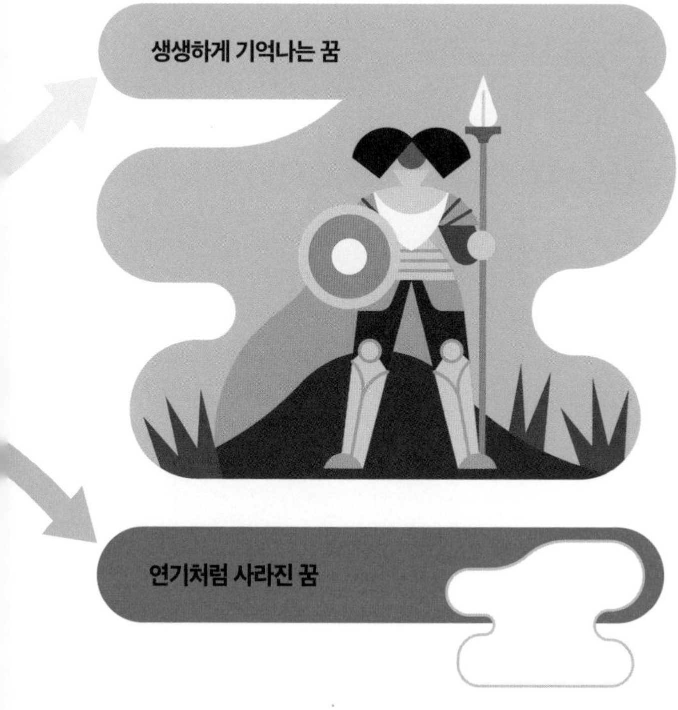

생생하게 기억나는 꿈

연기처럼 사라진 꿈

렘수면 단계에서
깨어난다면 꿈의

80~90%를

기억할 수 있다.
1단계와 2단계의 경우
꿈을 기억할 확률이
50% 이하이고,
깊은 잠을 자는 3단계는
확률이 0%이다.

스트레스가 쌓였을 때, 더 생생한 꿈을 꾸는 이유는 무엇일까?

스트레스와 불안은 수면 부족을 초래하고 렘수면 시간을 단축시킨다. 그 결과 다음 취침 시 렘수면 단계에 더 빨리 진입하기 때문에 지속 시간이 더욱 길어진다. 이를 가리켜 '렘수면 반동 현상'이라고 말한다.

우리는 렘수면 단계뿐만 아니라 비렘수면 단계에서도 꿈을 꾼다. 그런데 연구 결과에 따르면 렘수면 단계에서 꾸는 꿈은 선명한 총천연색에 내용이 기이하지만, 비렘수면 단계의 꿈은 전개 속도가 느리고 개념적이며 대개 흑백이다. 렘수면 단계에서는 꿈을 꾸는 동안 감정을 담당하는 뇌 영역인 시상하부가 극도로 활성화되는 반면, 논리적인 사고를 하는 전전두엽 피질은 덜 활동적이기 때문일 수 있다. 따라서 스트레스에 노출될 때처럼 렘수면 단계에서 머무는 시간이 길어질수록 평소보다 비현실적이고 환기적인 꿈을 꾼다.

스트레스에 대한 대처 전략일까?

힘든 상황을 감당하기 위해 더욱 강렬한 꿈을 꾼다는 주장도 있다. 코로나19 팬데믹 초반 수면 클리닉을 찾은 환자들 중 복잡할 정도로 상세한 꿈을 꾼다는 사람이 급증했다. 일부 수면 과학자들은 이러한 꿈이 받아들이기 힘든 정보를 처리하는 데 도움을 준다는 이론을 제시한다.

스트레스나 불안에 시달린다면, 이를 효과적으로 다스리는 전략을 찾는 것이 중요하다. 더불어 잠자리에 들기 전 긴장을 푸는 시간을 가져보자. 생각을 잠시 멈출 수 있어 한층 더 수월하게 잠들고, 잠든 후에도 깨지 않는다. 잠을 충분히 자면 렘수면 반동이 일어날 이유가 사라지므로(157쪽 참고) 생생한 꿈을 꾸는 횟수 역시 줄어든다.

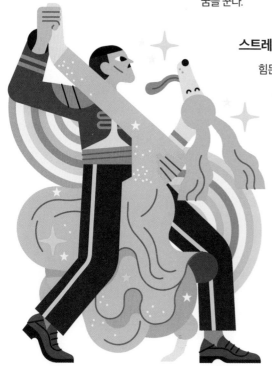

무서운 꿈은 왜 꾸는 것일까?

악몽에서 깨어난 후에는 정신적으로도 육체적으로도 동요하게 된다. 불안하고 초조한 기분이 하루 종일 사라지지 않고 따라다닌다.

누구나 가끔은 악몽에 시달린다. 수면 과학자들은 악몽이 불쾌한 기분과 잠이 깰 정도로 강력한 신체적 감각을 일으키는 꿈이라고 정의한다.

놀랍게도 사람들은 비슷한 악몽을 꾼다. 가장 흔히 볼 수 있는 악몽으로는 이빨이 빠지는 꿈, 쫓기거나 공격당하는 꿈, 사랑하는 사람의 죽음을 목격하는 꿈, 온몸이 마비되어 움직일 수 없는 꿈 등이 있다. 성인의 경우 주로 근본적인 스트레스나 불안, 또는 우울감이 악몽을 촉발한다. 실제 경험의 단편적인 조각이나 걱정거리에 딱히 의미가 없는 내용이 더해져 무시무시한 꿈이 탄생한다. 특히 외상 후 스트레스 장애를 앓고 있는 사람들이 반복되는 악몽에 취약하다.

생존 메커니즘

'위협 시뮬레이션' 이론은 무서운 꿈이 한층 더 진화한 방어기제라고 설명한다. 꿈을 꾸는 동안 위험한 상황에 대처하는 방법을 연습하고 경계심에 필요한 신경 경로를 강화함으로써 현실 세계에서의 생존 확률을 높이는 것이다. 전쟁 지역과 같이 위험한 환경에서 생활하는 사람들이 악몽을 더 자주 꾸는 것도 이러한 이유 때문일 수도 있다.

자주 반복되는 악몽이 수면과 일상 생활 둘 다에 지장을 주기도 한다. 이럴 때는 혼자서 감당하기보다는 의사의 도움을 구하는 것이 바람직하다. 여러 원인이 있을 수 있다. 적절한 '대화' 치료와 약물을 단독 또는 병행해서 사용하면 되풀이되는 악몽을 효과적으로 멈출 수 있다.

> **" "**
> 미국에서 진행한 연구 결과에 따르면 참전용사 중 **52%**가 주기적으로 악몽에 시달리는 반면, 민간인은 **3%**에 그쳤다.

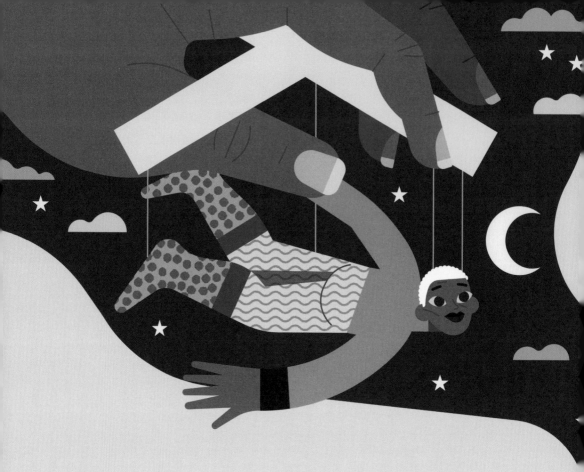

자각몽은 학습이
가능할까?

꿈속 행동을 내 맘대로 결정할 수 있다고 생각해보자. 연습이 필요하겠지만, 누구나 노력하면 꿈을 통제하는 능력을 얻을 수 있다.

잠을 자는 사람이 꿈이라는 사실을 인지한 채 꿈을 꾸는 현상을 자각몽이라고 하는데, 생각보다 흔하다. 사람들 중 약 20%가 최소 한 달에 한 번 자각몽을 꾼다고 한다. 수면 상태인데도 불구하고 우리 몸은 의식이 있다고 착각한다. 때문에 의사 결정을 담당하는 전전두엽 피질이 깨어있을 때와 비슷한 수준으로 활성화된다. 수면자는 꿈이 전개되는 방향에 적극적으로 개입할 수 있다. 꿈속에서 기술을 연마하거나 문제를 해결할 수도 있고, 자신의 손으로 악몽에 종지부를 찍을 수도 있다.

자각몽 테크닉을 마스터하려면

수면 연구에서 자각몽은 비교적 새로운 분야이다. 이미 진행된 몇몇 연구를 통해 자각몽을 꾸는 사람은 꿈속 설정을 임의로 변경하거나 의도적으로 꿈에서 깰 수 있다는 사실이 나타났다. 수면자가 꿈을 꾸고 있다는 사실을 인지하도록 도와주는 테크닉이 과학자들에 의해 개발되었으나, 지금까지는 훈련 결과가 일관되지 않다. 연구 결과를 살펴보면 자각몽 학습에 훈련이 필요하다는 점을 알 수 있다. 그러나 연습한다고 해서 누구나 자각몽을 꿀 수 있는 것은 아니다.

자각몽 훈련에 도전해보고 싶다면 먼저 오늘 밤 꿈을 꿀 것이라고 스스로에게 말한다. 침대 옆에 꿈 일기를 두고 일어나자마자 기억나는 내용을 기록한다. 관찰하는 노력을 계속 기울이다 보면 꿈을 꾸는 순간을 인지하게 되고, 나아가 직접 연출할 수 있다. 대부분의 꿈이 렘수면에서 일어나므로 잠을 충분히 자는 것이 중요하다. 수면 시간이 짧으면 자각몽을 꿀 기회를 놓치는 것이나 다름없다.

드림 요가

티베트 불교도들 역시 2천 년 전부터 드림 요가(dream yoga)라는 이름의 자각몽 훈련을 해왔다. 이는 고급 명상 테크닉으로, 자신의 감정 상태를 파악하고 내면의 생각을 정리하며 종교적인 믿음을 강화하는 데 도움이 된다.

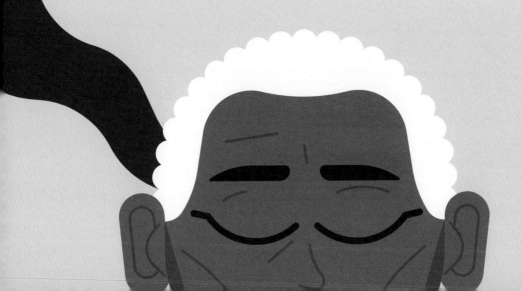

졸거나 자고 있을 때 가장 창의적인 아이디어가 떠오르는 이유는 무엇일까?

수면은 잠재적 창의력을 발달시킨다. 자는 동안 직관적인 뇌는 새로운 연상 관계와 연관 관계를 부지런히 만들어낸다. 일어났을 때 참신한 아이디어가 떠오르는 것은 이러한 이유 때문이다.

하루 동안 셀 수 없이 많은 아이디어가 머릿속을 거쳐 간다. 그중 일부는 꽤 중요하지만 자세히 들여다볼 새도 없이 놓치고 만다. 잠드는 순간 비로소 몸의 긴장이 풀리면서 뇌가 새로운 연결 고리를 만들기 시작한다.

입면 창의력

막 잠에 빠지려는 순간에 몸은 깨어있는 상태를 지나 수면 상태로 진입한다. 이때 뇌 역시 상태 전환을 경험한다. 이처럼 경계에 걸쳐 있는 상태를 입면 상태(hypnogogic state)라고 하는데, 꿈을 꾸기 시작하지만 아직 의식이 남아있다. 입면 상태는 환시를 일으키기도 한다. 오랫동안 정확한 원인이 밝혀지지 않고 있지만, 연구 결과에 따르면 입면 상태일 때 알파파와 세타파가 나온다. 정상적인 수면의 경우 깨어있는 상태와 수면 상태가 동시에 지속될 수 없다. 다만 아주 잠깐 겹쳐서 나타날 때 환시를 보고 신체적 감각

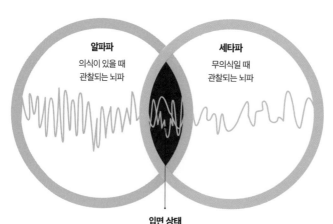

알파파
의식이 있을 때 관찰되는 뇌파

세타파
무의식일 때 관찰되는 뇌파

입면 상태
알파파와 세타파가 동시에 관찰된다

뇌파의 합집합
의식적 긴장완화와 관련이 있는 알파파와 속도가 느리고 무의식과 관련이 있는 세타파가 입면 상태일 때 잠시 함께 관찰된다.

을 느끼기도 한다. 과학자들의 관찰 결과에 따르면 입면 상
태일 때 논리적인 사고를 담당하는 전전두엽 피질
의 활동이 감소한다. 이에 따라 직관적 사고
를 더 많이 하게 되고, 창의력이 샘솟는
것일지도 모른다.

꿈은 클수록 좋다

대부분의 꿈이 나타나는 렘수면
단계일 때도 창의력이 넘쳐난다.
렘수면의 경우 주로 두 가지 뇌파
를 관찰할 수 있다. 세타파는 속도
가 느린 뇌파로 기억과 학습에 영향
을 준다. 반면 속도가 빠른 베타파는 각
성 상태일 때의 뇌파와 비슷하다. 그뿐만
아니라 감각 정보와 정서적 정보를 처리하는
뇌 영역도 평소보다 활성화되는데, 이로 인해 창의적
이고 예술적인 아이디어가 떠오른다.

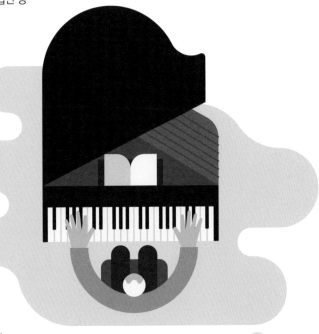

　　음악가와 과학자, 그리고 작가 중에 가장 대범하고 획기적인 아이디어
를 수면 도중 얻은 사례를 쉽게 찾아볼 수 있다. 폴 매카트니, 롤링스톤스,
빌리 조엘 모두 꿈을 꾸다가 노래와 멜로디, 그리고 가사를 떠올렸다고 알
려져 있다. 원소의 주기율표를 만든 드미트리 멘델레예프 역시 전부 채워
진 표가 꿈속에서 먼저 보였다는 내용의 글을 남겼다.

　　일어난 후 얼마 지나지 않아 꿈에서 일어난 일들이 단기 기억에서 지워
진다. 눈을 뜨자마자 메모하거나 녹음을 남기면 불쑥 찾아오는 창의적이고
참신한 꿈 내용을 좀 더 잘 기억할 수 있다.

폭주하는 생각을 멈추고 잠들려면 어떻게 해야 할까?

생각이 폭주하는 속도를 도저히 따라잡을 수가 없어 뜬 눈으로 밤을 지새울 때가 있다. 잠들려면 과도하게 각성 상태인 뇌를 깊은 휴식 상태로 전환해야 한다.

밤 동안 뇌의 활동 속도를 줄이고 머리를 비우기 위해 무턱대고 생각을 머리 밖으로 밀어내도 소용없는 일이다. 그보다는 압도당하지 않도록 주의하면서 있는 그대로 받아들이는 것이 효과적이다.

감정과 정신 건강을 다스리는 데 초점을 두는 마음챙김(mindfulness)은 과학적으로 효과가 입증된 방법이다. 기초 개념은 오래된 불교 수행법에서 비롯되었다. 마음챙김이란 현재 일어나는 일들을 편견 없이 온전히 의식하는 행위를 말한다. 마음에 집중함으로써 꼬리에 꼬리를 물고 이어지는 생각에 제동을 걸 수 있다.

생리학적인 관점에서 볼 때 마음챙김은 뇌파의 속도를 줄이는 데 기여한다. 빠른 뇌파는 문제 해결과 각성을 촉진한다. 반면 느린 뇌파는 천천히 생각하도록 도와주므로 과열된 머리를 식힐 수 있다.

명상 역시 생각을 멈추고 머릿속을 진정시키는 효과가 있다. 호흡법과 마음챙김 수행법을 통해 현재 순간에 대한 자각을 높인다.

뇌파의 범위

수면 또는 각성 상태의 여부나 마음의 활동 또는 휴식 여부에 따라 총 4개의 뇌파 사이를 지속적으로 오간다.

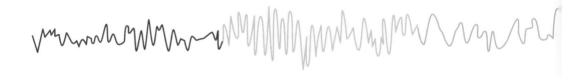

베타파

잠에서 깬 각성 상태로 의식적 사고를 한다.

알파파

의식이 있지만 신체적으로, 그리고 정신적으로 편안한 상태이다.

세타파

의식이 줄어든 상태로 꿈을 꿀 수 있고 창의력이 넘친다.

5, 4, 3, 2, 1 마음챙김

잠시 동작을 멈추고 깊게 호흡한다. 다섯까지 세며 코로 숨을 들이마신 다음, 일곱까지 세며 입으로 내뱉는다. 이제 편견 없이 주어진 과제에만 집중하며 단계별로 따라 한다.

다양한 방법으로 마음챙김과 명상을 실천할 수 있다. 특히 관련 앱이나 책, 그리고 팟캐스트가 잘 나와 있다. 잠들기 전 마음의 속도를 줄이는 수행법도 있고, 복잡한 머리 때문에 잠에서 깬 후 다시 잠들지 못할 때 유용한 테크닉도 있다. 많은 사람들이 잠자리에 들기 전 처음으로 명상을 시도한다. 하지만 큰 효과를 보지 못하고 이내 포기한다. 명상에 익숙해지려면 시간이 필요하다. 낮 동안 명상을 연습해보자. 시행착오를 통해 효과적인 방법을 미리 알아두면 정말로 필요할 때 손쉽게 응용할 수 있다.

여기에 소개된 마음챙김 훈련은 생각의 초점을 현재에 맞추도록 도와준다. 머릿속이 잠잠해지고 휴식을 취할 수 있을 때까지 반복해서 훈련해보자.

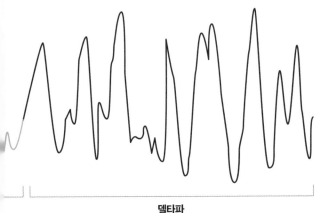

델타파

무의식 상태로 꿈을 꾸지 않는다. 회복을 돕는 깊은 잠을 잔다.

5
볼 수 있는 것들:
손, 방 안, 그림, 자고 있는 강아지, 침대 옆 조명

4
느낄 수 있는 것들:
잠옷, 침대 매트리스 스프링, 이불의 무게, 얼굴을 스치는 산들바람

3
들을 수 있는 것들:
숨소리, 자동차 소리, 보일러가 돌아가는 소리

2
냄새 맡을 수 있는 것들:
비누나 침대 시트

1
맛볼 수 있는 것들:
치약

양을 세는 방법이 정말 효과가 있을까?

여러 문화권에서 양을 한 마리씩 세며 잠이 오기를 기다리는 방법을 쓰는 것을 볼 수 있다. 안타깝게도 큰 효과를 기대하기 어려운 전략이라는 사실이 과학적으로 입증되었다.

잠들기 위해 양을 세는 방법은 오래전 양치기가 하루를 마무리하고 잠자리에 들기 전 매일 밤 양떼 수를 세던 일에서 유래했을 가능성이 있다. 실제로 정신적 과제에 몰두하다 보면 수면을 방해하는 걱정거리가 잠시 잊혀진다. 그러나 양을 셀수록 졸음 대신 초조함과 지루함만 느끼게 된다. 사실 여기에는 타당한 이유가 있다.

불면증에 시달리거나 머릿속이 시끄러워 잠들지 못하는 사람에게 양을 세는 일은 지나치게 쉽고 반복적인 일이다. 따라서 집중을 분산해 고민을 잊게 하거나 피곤하게 만들 만큼 뇌가 충분히 몰입하지 못한다.

연구 결과에 따르면 흥미롭고 쉽게 몰입할 수 있는 이미지 기반의 과제가 더욱 빨리 잠들도록 유도한다. 적당히 바쁘게 움직이느라 머리가 다른 생각을 하지 못하기 때문이다. 이렇게 에너지를 충분히 쓰고 나면 드디어 잠에 빠져들 수 있다. 양을 세는 대신 128~129쪽에 나와 있는 '유도된 심상'을 응용해보자.

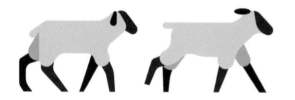
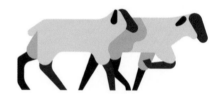

" " _____

불면증 환자를 대상으로
연구를 진행한 결과,
지루한 정신적 과제를 수행할 때
잠들기까지의 시간이
더 오래 걸렸다.

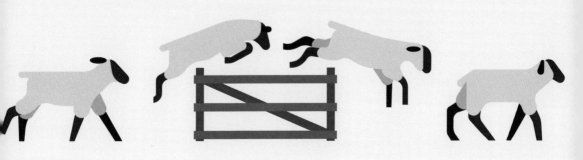

자꾸만 새벽 3시에 눈이 떠지는데, 다시 잠들려면 어떻게 해야 할까?

한밤중에 잠에서 깨는 것은 흔히 볼 수 있는 정상적인 현상이다. 특히 새벽 3시는 가장 정신이 말똥말똥하고 잠이 오지 않는 시간이다. 다시 잠드는 비결은 바로 차분하게 긴장을 푸는 것이다.

밤 11시에 잠자리에 든다고 가정해보자. 새벽 3시쯤 깊은 수면 단계에서 더 오래 지속되는 렘수면 단계로 전환한다. 뇌가 더욱 활발해지는 단계이므로 잠에서 깰 확률이 높다. 또한 수면 초반에 잠드는 데 도움을 주는 수면 압력 대부분을 이미 써버린 상태다. 졸음 호르몬인 멜라토닌 수치는 떨어지는 반면, 기상을 돕는 호르몬이 분비되기 시작한다. 이러한 요소들이 복합적으로 작용한 결과 새벽에 눈이 떠진다.

일단 잠에서 깨고 나면 잠이 오지 않는다는 사실에 사로잡히기 쉽다. 예컨대 시계에서 눈을 떼지 못하는 행동처럼 말이다. 그런데 이는 오히려 상황을 악화시킨다. 신체의 스트레스 반응이 촉발되고 코르티솔 수치가 정점을 향해 치솟으면서 완전히 잠에서 깬 상태가 되는 것이다.

새벽 3시에 온전한 정신으로 누워있다 보면 외롭다는 생각이 들기 마련이다. 그러므로 다시 잠드는 데 도움이 될만한 전략이 필요하다. 효과가 입증된 방법 중에 유도된 심상(guided imagery)이 있다. 기분이 좋아지는 것들을 상상함으로써 몸와 마음을 진정시키고 스트레스 호르몬 분비를 차단하는 방법이다. 연구 결과에 따르면 유도된 심상을 한 사람들은 그렇지 않은 사람들에 비해 다시 잠드는 속도가 더 빠르다. 새벽에 눈이 떠지는 것이 고민이라면 여기에 소개된 유도된 심상을 시도해보자. 유사한 모든 테크닉이 그렇듯이 연습할수록 쉬워진다. 꾸준한 실천을 통해 만족스러운 결과를 얻을 수 있을 것이다.

혈당이 떨어지지 않도록

오밤중에 혈당이 떨어지면 자다가 깰 수 있다. 이는 야간저혈당이라고 부르는 증상으로 불면증의 주요 원인이다. 새벽에 잠에서 깨는 이유가 야간저혈당이라고 생각된다면 자기 전에 간단한 간식을 챙겨 먹자. 지방이 많고 매운 음식이나 가공식품은 소화기관에 무리가 가므로 피해야 한다.

유도된 심상

마음이 불안하지 않은 낮 동안 유도된 심상을 연습해두면 필요할 때 버벅거리지 않는다. 상상을 통해 느껴지는 감각과 호흡에만 집중하며 천천히 단계별로 따라 한다.

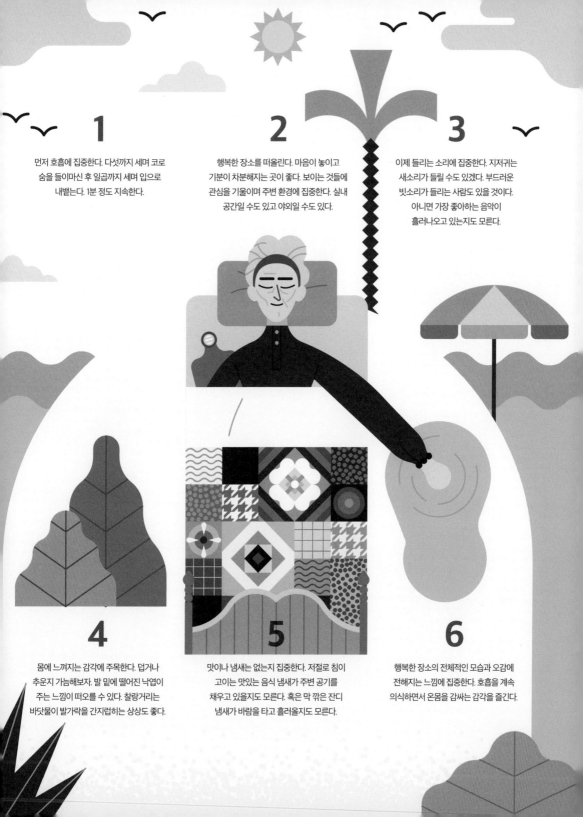

1

먼저 호흡에 집중한다. 다섯까지 세며 코로 숨을 들이마신 후 일곱까지 세며 입으로 내뱉는다. 1분 정도 지속한다.

2

행복한 장소를 떠올린다. 마음이 놓이고 기분이 차분해지는 곳이 좋다. 보이는 것들에 관심을 기울이며 주변 환경에 집중한다. 실내 공간일 수도 있고 야외일 수도 있다.

3

이제 들리는 소리에 집중한다. 지저귀는 새소리가 들릴 수도 있겠다. 부드러운 빗소리가 들리는 사람도 있을 것이다. 아니면 가장 좋아하는 음악이 흘러나오고 있는지도 모른다.

4

몸에 느껴지는 감각에 주목한다. 덥거나 추운지 가늠해보자. 발 밑에 떨어진 낙엽이 주는 느낌이 떠오를 수 있다. 찰랑거리는 바닷물이 발가락을 간지럽히는 상상도 좋다.

5

맛이나 냄새는 없는지 집중한다. 저절로 침이 고이는 맛있는 음식 냄새가 주변 공기를 채우고 있을지도 모른다. 혹은 막 깎은 잔디 냄새가 바람을 타고 흘러올지도 모른다.

6

행복한 장소의 전체적인 모습과 오감에 전해지는 느낌에 집중한다. 호흡을 계속 의식하면서 온몸을 감싸는 감각을 즐긴다.

불안과 우울감은 수면에 어떤 영향을 미칠까?

누구나 때때로 기분이 가라앉기도 하고 걱정하며 속을 태우기도 한다. 불안과 우울감은 수면과 부정적인 영향을 주고 받는 만성 장애이다. 둘 다 수면을 방해하고 수면 장애 역시 이러한 증상을 더욱 악화시킨다.

통제가 어려울 정도로 과도한 걱정이나 두려움을 불안이라고 부른다. 잠시도 쉬지 않고 초조한 기분이 들면 밤에 숙면을 취할 수 없다. 나쁜 일이 일어날 수 있다는 공포는 신체의 스트레스 반응을 촉발해 각성 상태를 유지하고 수면을 억제한다. 그런데 상황은 여기서 더욱 심각하게 전개되기도 한다. 평소에 불안 증세가 있는 사람은 잠을 설친 다음 날 또다시 불면에 시달릴지도 모른다는 걱정을 하게 된다. 결과적으로 취침이 불면으로 이어진다는 생각이 자리 잡는다. 수면 부족이 반복되면 대개 불면증으로 이어진다(104~105쪽 참고).

마찬가지로 고질적인 수면 부족을 경험하는 사람은 수면에 대한 '두려움'을 갖게 된다. 이러한 걱정이 삶의 다른 영역으로까지 번지면서 불안 증세로 악화한다. 한 연구에서 하룻밤의 불면이 불안 수치를 30%까지 증가시키며, 역으로 깊은 잠을 충분히 자면 불안 증세가 완화되는 것으로 나타났다.

우울증

기분 장애에 속하는 우울증은 일상 생활에 지장을 준다. 대개 절망감, 집중력 부족, 식욕 부진 등의 증상이 동반된다. 낮에는 힘이 없고 피곤하며 밤에는 잠을 잘 자지 못한다. 우울증 환자 중 90%가 수면 장애를 호소한다. 호르몬 불균형이 어느 정도 영향을 미치는 것이 확실해 보인다. '행복' 호르몬인 세로토닌은 멜라토닌 생성에 매우 중요한 역할을 한다. 우울증은 세로토닌 감소와 관련이 있다. 이를 고려할 때 우울증 증상이 있는 사람 중 대다수가 수면 장애를 겪는다는 사실이 그다지 놀랍지 않다.

우울증이 있는 사람은 다른 수면 단계보다 렘수면에서 더 오래 머무른 다는 점을 보여주는 몇몇 연구 증거가 있다. 즉 휴식과 회복에 필요한 깊은 수면이 부족하다는 뜻이다. 때문에 잠에서 깨어나도 상쾌한 기분을 느낄 수 없다. 이로 인해 기분이 더욱 처지고 수면 부족이 우울감을 일으키는 악 순환이 반복된다. 렘수면을 줄이는 것이 우울증을 치료하고 수면의 질을 향상하는 데 효과적인지 알아내기 위한 연구가 현재 진행 중이다.

악순환 끊어내기

불안과 우울감이 동반하는 수면 장애를 개선하는 가장 좋은 전략은 이러한 증상의 근본적인 원인을 해결하는 것이다. 가 능한 치료와 약물 복용 여부 등을 의사와 의논하는 것 역시 중요하다. 관련 한 연구가 활발하게 진행되고 있고 치료 방법도 하루가 다르게 발전하고 있다.

혼자서 할 수 있는 셀프 테크닉의 도움을 받아 증상을 완화한 사례를 쉽 게 볼 수 있다. 긴장을 완화하는 전략(80~81쪽 참고) 또는 주의를 분산하는 테크닉(124~125쪽 참고)은 흥분한 머릿속을 진정시킨다. 불면증 인지행동치 료(132~133쪽 참고)의 경우 수면 장애를 악화시키는 부정적인 생각과 감정을 효과적으로 파악하고 개선한다.

창의력으로 차분함 되찾기

모형 만들기, 종이접기, 색칠하기, 심지 어 블록 장난감 조립하기 등의 창의적인 활동이 진정 반응을 촉발해 불안 증세를 완화한다는 연구 결과가 설득력을 얻고 있다. 고도의 집중력과 손재주가 필요하 므로 심란한 생각을 떨치고 마음을 비우 는 데 효과적이다.

불면증 인지행동치료가 수면에 도움이 될까?

잠을 제대로 자지 못하면 당연히 걱정이 된다. 그런데 여기서 그치지 않고 취침 시간이 다가오면 불안해지거나 이로 인해 불면 증상이 더욱 심해진다면, 불면증 인지행동치료가 도움이 될 수 있다.

수면 장애가 지속되는 경우 불면이 자기 충족 예언으로 자리 잡기도 한다. 다시 말해 잠을 설칠 것이라고 굳게 믿을수록 그에 대한 걱정이 깊어지고, 실제로 불면증을 겪을 가능성이 높아진다.

불면증 인지행동치료의 원리

침대와 잠을 떠올릴 때 두려움이나 공포보다는 긍정적인 반응이 나타나는 것이 가장 이상적이다. 불면증 인지행동치료(cognitive behavioral therapy for insomnia, CBTI)는 수면과의 관계 개선에 도움을 준다. 불면의 주범인 취침에 대한 부정적인 생각과 감정, 그리고 행동을 바꾸는 데 초점을 둔다.

불면증 인지행동치료는 총 다섯 가지로 분류되는데, 여러 치료 방법이 동시에 진행된다(133쪽 참고). 이러한 접근 방법은 억지로 잠을 자려고 노력하는 대신 잠이 올 때까지 차분하게 기다리도록 불면증 환자의 행동을 바꾸는 데 매우 효과가 높은 것으로 나타났다. 완치 후 수면 장애가 재발하기도 한다. 이전에 배운 불면증 인지행동치료 테크닉을 다시 적용하면 증상 악화를 막을 수 있다.

비교적 접근성이 좋은 치료 방법으로, 가능 여부를 의사와 의논하거나 자격을 갖춘 수면 치료사를 직접 찾아가면 된다. 관련 교육을 받은 전문가로부터 개인 치료 또는 그룹 치료를 받을 수 있다. 또한 앱이나 인터넷 강의, 책 등을 활용하는 자가 치료 방법도 있다.

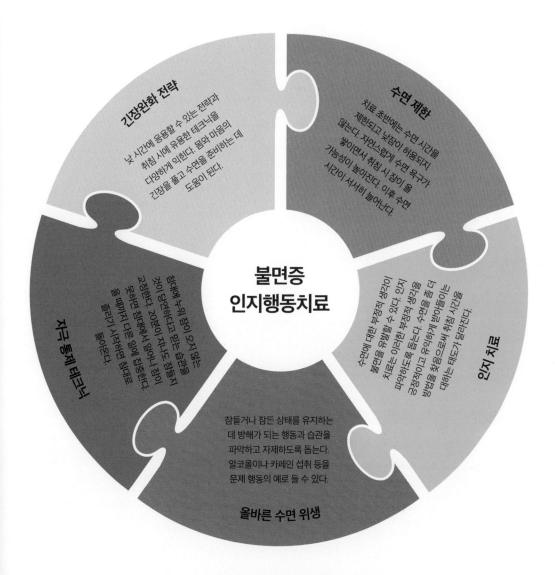

긴장완화 전략

낮 시간에 응용할 수 있는 전략과 취침 시에 유용한 테크닉을 다양하게 익힌다. 몸과 마음의 긴장을 풀고 수면을 준비하는 데 도움이 된다.

수면 제한

치료 초반에는 수면 시간을 제한되고 낮잠이 허용되지 않는다. 자연스럽게 수면 욕구가 쌓이면서 취침 시 잠이 올 가능성이 높아진다. 이후 수면 시간이 서서히 늘어난다.

불면증 인지행동치료

자극 통제 테크닉

침대에 누워 잠이 오지 않는 것이 당연하다고 믿는 습관을 교정한다. 20분이 지나도 걸들지 못하면 침대에서 일어나 잠이 올 때까지 다른 일에 집중한다. 졸리기 시작하면 침대로 돌아온다.

인지 치료

수면에 대한 부정적 생각이 불면을 유발할 수 있다. 인지 치료는 이러한 부정적 생각을 파악하도록 돕는다. 수면을 좀 더 긍정적이고 우호적으로 받아들이는 방법을 찾음으로써 취침 시간을 대하는 태도가 달라진다.

잠들거나 잠든 상태를 유지하는 데 방해가 되는 행동과 습관을 파악하고 자제하도록 돕는다. 알코올이나 카페인 섭취 등을 문제 행동의 예로 들 수 있다.

올바른 수면 위생

불면증 인지행동치료 테크닉

다섯 가지 전략 요소로 구성된 통합적 접근방법을 통해
취침 시간과 불면 간의 부정적 연상 관계를 제거하도록 돕는다.

최면치료는 수면에 어떤 도움을 줄까?

점점 더 많은 증거들이 최면이 불면증을 치료할 수 있다는 주장에 힘을 싣고 있다. 불안과 과민성 대장증후군 등 수면에 부정적 영향을 미치는 요소를 제거하는 데도 효과가 있을 수 있다.

그리스어로 '힙노스(hypnos)'는 '잠'을 뜻한다. 그런데 사실 최면(hypnosis)이 잠을 자는 상태라고 보기는 어렵다. 신체적 긴장이 완전히 풀리고 뇌의 활동량이 줄어들지만 주변 환경을 자각할 수 있다. 막 잠이 드는 순간의 느낌을 떠올려보자. 이를 가리켜 '세타 상태'라고 하는데, 뇌에서 진폭이 높고 속도는 느린 세타파가 관찰된다. 반면 명상할 때는 전혀 다른 경험을 하게 된다. 느긋하면서도 긴장한 상태를 유도하는 중간 속도의 알파파가 발산된다.

최면치료는 어떻게 이루어질까

최면은 반드시 자격을 갖춘 전문가의 도움을 받아야 한다. 수면 문제에 대한 전문적인 지식을 보유하고 있다면 더욱이 좋다. 최면치료가 시작되면 치료사는 환자가 편안한 상태에 도달할 수 있도록 유도한다. 언어 신호(특정 단어나 문장)를 사용하기도 하고 사물에 집중하도록 지시하기도 한다. 둘 다 쓰일 때도 있다. 그런 다음 수면에 대한 인식이나 습관을 바꿀 방법을 부드럽게 제안한다. 서파수면 상태의 뇌가 치료사의 제안을 깊이 받아들이기 때문에 의식이 정상으로 돌아온 후에 실천하게 된다.

전문가들은 환자 중 10% 정도가 최면에 잘 걸리는 유형이라고 설명한다. 그런가 하면 비슷한 비율의 환자가 최면을 아예 경험하지 못한다. 대부분 사람들은 양극단의 중간에 속한다. 한 가지 분명한 건 수면 장애를 겪는 이들에게 최면치료가 효과적이고 이로울 수 있다는 것이다. 특정 수면 장애에 시달리고 있다면, 치료사와의 상담을 통해 최면치료를 진지하게 고려해보자.

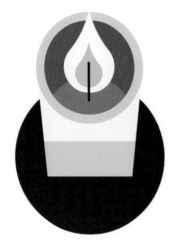

"" ——————————

최면치료는 회복 효과가
있는 서파수면 단계에서
환자가 머무는 시간을
최대 **80%**까지 증가시킨다.

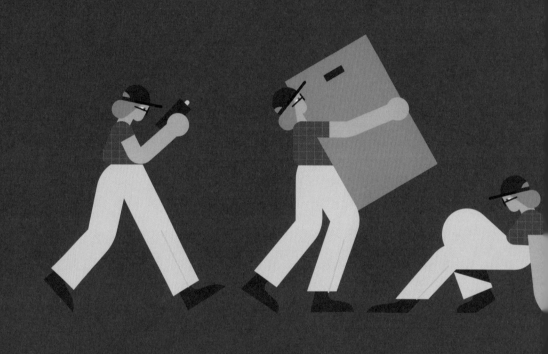

생활양식

하루 일과, 직장에서의 업무, 그리고 개인적인 취향 모두 눈이 스르륵 감긴 후에
일어나는 일들에 영향을 미친다. 무엇이 수면에 도움을 주고 또 방해하는지
이해하면, 충분한 휴식을 위한 최선의 선택을 내릴 수 있다.

낮잠은 해로울까, 아니면 이로울까?

낮잠을 자느냐 마느냐, 그것이 문제이다. 낮잠의 효과는 생활양식, 수면 주기의 총 시간, 문화 등 다양한 요소에 달려 있다. 그중 가장 중요한 것이 바로 낮잠 시간이다.

낮잠을 자주 자는 편이라면, 여러분만 그런 것은 아니니 안심해도 좋다. 많은 나라에서 낮잠은 문화의 일부이다. 세계 인구의 51% 정도가 낮 시간에 습관적으로 잠깐 눈을 붙인다.

모든 것은 타이밍에 달려 있다

낮잠을 잘 때는 되도록 수면 주기를 처음부터 끝까지 한번에 완료하는 것이 좋다. 그러나 실제로는 원하는 대로 제어하기 어렵다. 가장 편리하고 쉽게 달성할 수 있는 목표는 30분 이내로 자는 것이다. 깊은 수면 단계가 시작하기 전에 깨어난다.

낮잠에 대해 한 가지 확실한 점은 모든 상황에 적용되는 하나의 공식이 없다는 것이다. 잠이 부족한 사람에게 낮잠은 매우 유익하다. 어쩌면 하루를 버티기 위해 꼭 필요한지도 모른다. 반면에 그 외 수면 장애가 있는 사람의 경우 낮잠을 자면 그날 밤 잠이 오지 않을 수도 있다. 언제 그리고 어느 정도 낮잠을 자는지에 따라 수면 루틴에 얼마나 이로운지가 좌우된다.

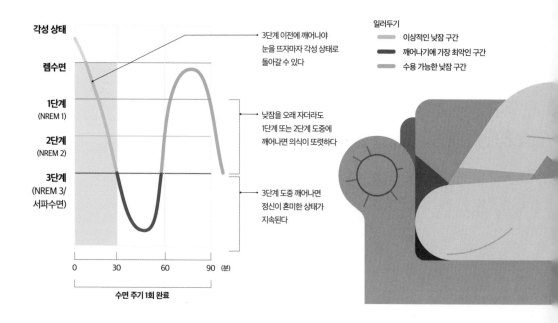

일러두기
- 이상적인 낮잠 구간
- 깨어나기에 가장 최악인 구간
- 수용 가능한 낮잠 구간

각성 상태

램수면

1단계 (NREM 1)

2단계 (NREM 2)

3단계 (NREM 3/ 서파수면)

3단계 이전에 깨어나야 눈을 뜨자마자 각성 상태로 돌아갈 수 있다

낮잠을 오래 자더라도 1단계 또는 2단계 도중에 깨어나면 의식이 또렷하다

3단계 도중 깨어나면 정신이 혼미한 상태가 지속된다

0   30   60   90   (분)

수면 주기 1회 완료

짧을수록 좋다

· 대부분의 사람들이 오후 1시에서 4시 사이에 졸음을 느낀다. 체온이 살짝 떨어지면서 졸리는 것이다. 이때쯤 30분 이하로 낮잠을 자면 1단계와 2단계 수면의 장점을 누릴 수 있다. 정신적·신체적 각성 상태에 도움이 된다.

· **30분 이내의 낮잠은 스트레스를 완화하고 심근경색이나 뇌졸중 같은 심혈관계 질환의 위험을 감소시킨다.** 한 연구 결과에서 일주일에 세 번, 30분씩 낮잠을 자면 심장질환으로 사망할 위험이 37% 낮아지는 것으로 나타났다.

· **주간과다졸림증이 있는 경우 잠깐 자는 낮잠이 도움이 된다.** 수면 무호흡증이나 기면증 환자, 교대 근무자, 시차증을 겪는 사람 역시 마찬가지다. 연구 결과를 살펴보면 짧은 낮잠이 망가진 일주기리듬을 개선하거나 재설정하는 데 효과적임을 알 수 있다.

도움이 되지 않는 낮잠

· 낮잠은 밤에 숙면을 취할 가능성을 높이기 위해 주간 수면을 제한하는 불면증 치료에 방해가 될 수 있다.

· 30분 이상 낮잠을 자는 경우 주의해야 한다. 깊은 수면 단계에서 깨어나면 수면무력증이 나타날 수 있다. 느린 뇌파가 관찰되는 비몽사몽인 상태를 말한다. 각성 상태에 적응하기까지 더 오래 걸린다.

· 최근 연구에 따르면 하루에 60분 이상 낮잠을 자면 제2형 당뇨의 위험이 50% 올라가는 것으로 나타났다. 이러한 질환의 고위험군에 속한다면, 주기적으로 긴 낮잠을 자는 습관은 바람직하지 않다.

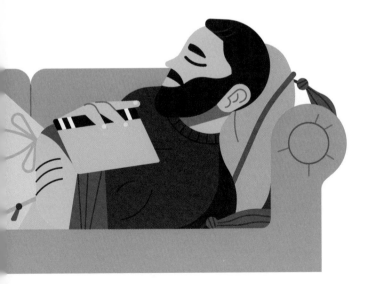

" "
활력을 북돋는
30분간의 파워 낮잠은
카페인보다 건강한
선택이다.

연속으로 자야 좋은 잠일까? 아니면 분할해서 자도 깊이 잘 수 있을까?

총 수면 시간을 분할해 여러 번 나누어 자는 것이 '좋은 잠'을 결정하는 핵심 요인인지에 대한 논쟁이 계속되고 있다. 이러한 수면 방식에는 분명 장점이 있지만, 누구에게나 도움이 되는 것은 아니다.

매일 밤 쭉 이어서 자는 수면 방식을 가리켜 임상가들은 단상수면(monophasic sleep)이라고 말한다. 이상수면(biphasic sleep)은 전체 수면 시간을 두 번에 걸쳐 나누는 방식으로, 각 수면 시간 사이에 깨어있는 상태를 유지한다. 반면 다상수면(polyphasic sleep)은 24시간 동안 총 수면을 여러 번 쪼개서 틈틈이 자는 방식을 말한다.

서양권에서는 단상수면 패턴이 일반적이다. 밤마다 7시간 또는 9시간 동안 연속으로 잠을 잔다. 이와 달리 일부 지역에서는 이상수면 패턴을 선호하는데, 특히 기후가 더운 곳에서 그렇다. 예를 들어 스페인에서는 점심 이후 가게들이 몇 시간 동안 문을 닫는 전통이 있다. 열기가 뜨거운 오후 시간에 사람들이 낮잠을 잘 수 있도록 하기 위함이다. 대신 밤 늦게 잠자리에 들기 때문에 야간 수면 시간이 더 짧다. 다상수면은 신생아를 돌보는 부모처럼 낮과 밤 사이 임의의 시간대에 깨어있어야 하는 사람들이 주로 선택한다. 다상수면 패턴이 장기간 이어지면 건강에 좋지 않다는 것을 보여주는 연구 증거가 있다.

분할한 수면의 타이밍을 정하려면

이상수면 또는 다상수면 패턴의 경우 분할한 '수면 조각'의 시간에 주목해야 한다. 효과적인 휴식과 회복을 위해서 자는 동안 모든 수면 단계를 거쳐야 한다. 그런데 연속으로 자는 시간이 6시간 이하면 수면 주기를 완료하기에 시간이 부족하다(수면 주기 1회는 최대 90분 지속되며, 한 번 잘 때 4회에서 5회 반복하는 것이 좋다). 때문에 회복 효과가 있는 좋은 잠을 자기에 단상수면 패턴이 가장 적합하다. 하지만 직업이나 생활양식으로 인해 연속으로 자는 것이 어려울 수 있다. 분할한 수면 조각 중 한 번은 휴식과 회복 주기를 끝까지 완료하기에 충분할 만큼 길게 계획해야 한다.

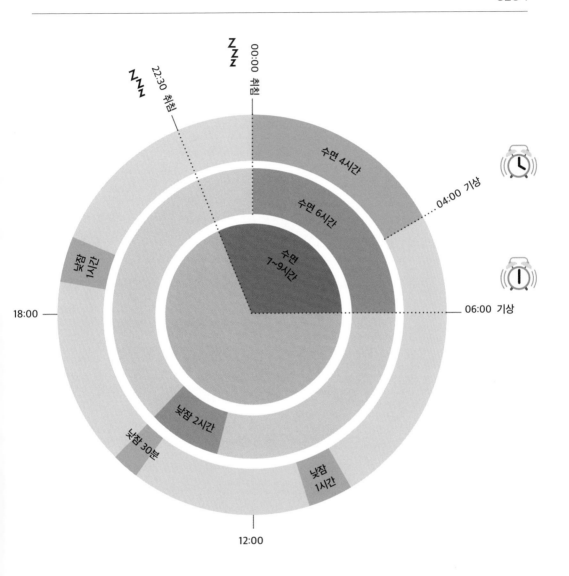

22:30 취침

00:00 취침

수면 4시간

수면 6시간

수면 7~9시간

04:00 기상

06:00 기상

18:00

낮잠 1시간

낮잠 2시간

낮잠 30분

낮잠 1시간

12:00

수면 분할하기

위 예시를 통해 알 수 있듯이 단상수면 패턴
은 9시부터 5시까지 일하는 사람들에게 가장
적합하다. 이상수면 패턴에는 오후 낮잠이 포
함되기도 한다. 또는 그림과 같이 시간에 상
관없이 총 두 번에 걸쳐 잠을 자면 된다.

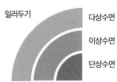

일러두기

다상수면

이상수면

단상수면

부족한 수면을
만회할 수 있을까?

주말에 늦잠을 잘 수 있다는 희망은 인생의 즐거움 중 하나이다. 알람을 끄고 잠자리에 드는 동안 푹 자고 느지막이 일어나면 한 주 동안 쌓인 피로가 풀리기를 기대한다. 그런데 왜 늦잠을 자도 여전히 피곤한 것일까?

주말에 밀린 잠을 잔다는 전략은 그럴듯해 보이지만, 사실 그렇지 않다. 만회할 수 있는 잠의 양은 정해져 있기 때문이다. 평균적으로 2시간 깨어있을 때마다 1시간 반을 자야 한다. 침대에 누워있는 시간과 실제 수면 시간은 다르므로 대부분 깨어있는 시간 대비 잠이 부족하다.

필요한 만큼의 잠을 자지 못하면 '수면 부채'가 생겨난다. 이는 깨어있는 시간을 고려할 때 적절한 수면 시간과 실제 잠을 잔 시간 사이의 차이를 말한다. 밤 동안 수면이 조금씩 줄어들 때마다 부족분은 점차 늘어난다. 잠을 설칠수록 더 많은 수면 부채가 다음 날로 이월되고, 뇌는 제대로 기능하는 데 애를 먹는다.

주말에 잠을 몰아서 자도 수면 부채를 다 갚을 수 없다. 현실적으로 총 야간 수면 시간에 서너 시간을 추가로 얹을 수 있을 뿐이다. 이 이상 넘어가면 일주기리듬에 문제가 생길 수 있다(22~23쪽 참고). 몇 시간 더 자는 것으로는 일주일 동안 누적된 수면 부족의 영향을 상쇄하기 어렵다. 모자란 수면을 만회하려다 두통을 얻거나 몸 상태가 평소보다 더 나빠질 수 있다. 누워서 보내는 시간이 길어지면 수분 공급의 기회가 그만큼 줄어들기 때문이다. 가장 좋은 해결책은 애초에 수면 부채를 만들지 않거나 최소한으로 유지하는 것이다.

수면 부채를 방지하려면

· **취침 시간을 조정한다.** 일찍 자고 평소대로 일어난다. 생체시계의 기상 시간에 혼란을 주지 않으면서 매일 밤 수면량을 늘릴 수 있다.

· **수면 일기를 쓴다.** 2주 동안 24시간에 걸친 루틴을 기록하면 실제 수면

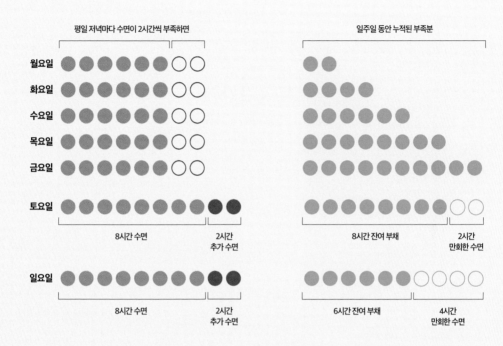

평일 저녁마다 수면이 2시간씩 부족하면

일주일 동안 누적된 부족분

월요일
화요일
수요일
목요일
금요일

토요일
8시간 수면 / 2시간 추가 수면
8시간 잔여 부채 / 2시간 만회한 수면

일요일
8시간 수면 / 2시간 추가 수면
6시간 잔여 부채 / 4시간 만회한 수면

시간을 알 수 있다. 또 언제 수면 부채가 발생하는지 정확하게 파악하는 것이 가능하다. 일찍 잠자리에 누워 부족한 수면을 보충하려는 노력에 방해가 되는 요소를 찾아내는 데도 유용하다. 36~37쪽에 수면 일기의 예시와 작성하는 방법이 나와 있다.

· **낮잠이 도움이 될 수 있지만, 타이밍이 관건이다.** 수면 부채를 상쇄하는 데 낮잠이 도움이 된다. 하지만 취침 시간이 얼마 남지 않은 시점에 낮잠을 자면 밤에 잠을 설치게 되고 수면 부채가 도리어 늘어난다. 138~139쪽에 소개된 요령을 참고해 최대한 효과적으로 낮잠을 활용해보자.

누적된 주간 수면 부채

일주일 동안 매일 밤 적정 수면량보다 2시간씩 덜 잔다고 가정해보자. 주말이면 총 10시간의 수면 부채가 누적된다. 토요일과 일요일에 밀린 잠을 자도 주말이 끝나는 시점에 여전히 수면 부채가 쌓여있다.

가끔 생체시계가 고장 나는 이유는 무엇일까?

시간을 기록하는 체내 시계가 망가지면 일하다가 졸거나, 한밤중에 배가 고파 일어나거나, 흥분이 가라앉지 않아 잠을 잘 수 없게 된다.

생체시계는 수면과 기상을 관리하는 것보다 더 많은 일을 한다. 물질대사부터 근육 발달에 이르기까지 신체 생물학적 과정의 하루 리듬에 영향을 미친다. 뇌 안에 있는 기준시계(22~23쪽 참고)는 리듬의 속도를 설정한다. 호르몬 분비, 화학물질 생성, 체온, 그 외 여러 신호를 조직과 장기의 세포로 보내 주변시계와의 시간을 맞추는 것이다. 뇌와 조직, 그리고 장기의 하루 주기가 조화를 이루어야 신체가 효율적으로 기능할 수 있다.

과학자들은 일주기리듬의 타이밍을 맞추는 복잡한 체계가 내부 신호와 외부 신호에 의존한다는 사실을 발견했다. 이러한 신호를 차이트게버('시간 제공자'라는 뜻의 독일어)라고 부른다. 생활양식 요인들로 인해 생체시계 간 불일치가 발생하면 타이밍 체계 역시 흔들릴 수 있다. 다행히 차이트게버를 활용해 생체시계의 시간을 재설정하거나 바로잡을 수 있다.

주요 차이트게버

수면에 영향을 주는 가장 중요한 차이트게버는 햇빛이다. 햇빛을 흡수한 눈 세포는 지속적으로 빛의 세기를 측정해 신체의 기준시계로 전달한다. 뇌는 이를 바탕으로 졸음을 유발하는 호르몬인 멜라토닌 분비를 증가 또는 감소시킨다.

음식 섭취 또한 차이트게버에 속한다. 24간 주기에 걸쳐 음식의 대사작용이 달라지기 때문이다. 연구 결과에 따르면 식사를 언제 하느냐에 따라 취침 및 기상 시간이 바뀔 수 있다. 또한 지속적인 간식 섭취는 규칙적인 수면 일정을 방해한다. 그 결과 체중 증가, 에너지 부족, 원활하지 않은 물질대사 등의 문제가 발생할 수 있다. 일부 주변시계의 경우 햇빛보다 식사 타이밍에 영향을 더욱 많이 받는다는 연구 결과도 있다.

체온은 수면/기상 주기에 따라 오르내림을 반복한다. 수면/기상 주기를 혼란시켜 수면에 영향을 주는 외부 온도 역시 차이트게버로 볼 수 있다. 나

수면과 코로나19

락다운 조치는 많은 사람들에게 출근하지 않는 일과에 맞춰 일주기리듬을 재설정하고 '수면 부채'를 갚는 기회가 되었다. 반면 식사와 운동, 야외 활동 시간 등 규칙적인 루틴을 지키지 못해 차이트게버와 생체시계가 흔들리고 수면의 질이 나빠졌다는 사람들도 있다.

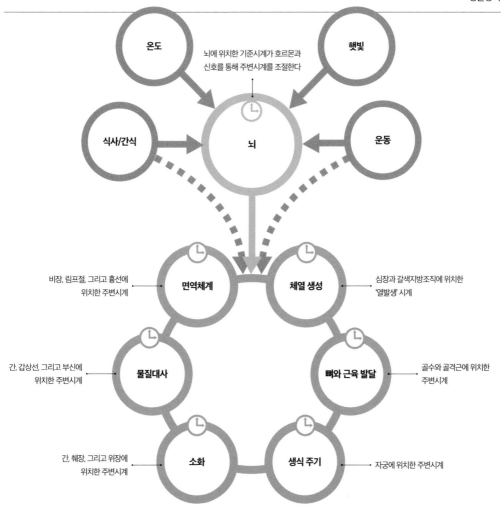

뇌에 위치한 기준시계가 호르몬과
신호를 통해 주변시계를 조절한다

온도

햇빛

식사/간식 → 뇌 ← 운동

비장, 림프절, 그리고 흉선에
위치한 주변시계

면역체계

체열 생성

심장과 갈색지방조직에 위치한
'열발생 시계'

물질대사

간, 갑상선, 그리고 부신에
위치한 주변시계

뼈와 근육 발달

골수와 골격근에 위치한
주변시계

소화

생식 주기

간, 췌장, 그리고 위장에
위치한 주변시계

자궁에 위치한 주변시계

아가 운동도 생체시계를 재설정하는 데 도움은 준다. 한 연구에서 아침이
나 이른 오후에 운동한 사람들의 경우, 생체시계를 앞당겨 더 일찍 잠들 수
있는 것으로 나타났다. 취침 한두 시간 전에 운동하면 수면을 지연하는 효
과를 거둘 수 있다.

생체시계가 원활하게 움직이려면 규칙적인 루틴이 뒷받침되어야 한다.
취침 및 기상 시간을 일정하게 유지하고 아침 햇빛에 최대한 많이 노출되
는 것이 좋다. 운동과 식사 역시 정해진 시간을 지키면 더욱 효과적이다.

일러두기

차이트게버
기준시계
주변시계

일주기리듬의 타이밍 체계

복잡하게 얽혀있는 외부 신호(차이트게버)와
기준시계, 그리고 주변시계의 관계성을 한눈
에 볼 수 있다.

교대 근무는 수면에 어떤 영향을 미칠까?

연중 무휴 시대가 다가옴에 따라 전통적인 '근무 시간'에서 벗어나 일하는 사람들이 점점 더 많아지고 있다.

야간 작업, 연장 근무, 며칠 또는 몇 주마다 낮 근무와 야간 근무를 오가는 교대 근무 등은 자연적인 빛과 어둠의 주기에 맞추어진 일주기리듬을 깨뜨린다. 예를 들어 아침에는 활기를 북돋는 호르몬인 코르티솔이 더 많이 분비되는데, 야간 근무를 끝낸 후 잠들거나 잠든 상태를 유지하는 데 방해가 된다. 아무리 피곤해도 잠이 오지 않는다.

유전적으로 야간 작업에 특화된 사람들도 있다. 야간 근무 일정에 맞춰 생체시계가 조율되기도 한다. 하지만 낮 근무와 야간 근무를 번갈아가며

생체시계 vs. 야간 근무

생체시계는 낮/밤 주기에 맞춰 기운이 나거나 졸음을 유도하는 호르몬을 분비한다. 야간 근무 시에는 신체적·정신적으로 가장 준비가 안 된 상태에서 일해야 한다.

일러두기
- 멜라토닌
- 코르티솔
- 각성도

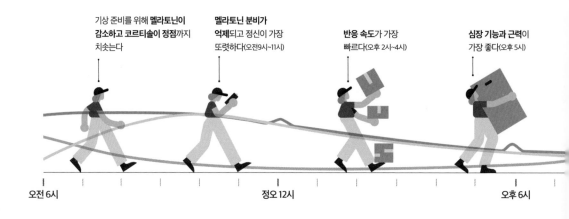

기상 준비를 위해 **멜라토닌이 감소하고 코르티솔이 정점**까지 치솟는다

멜라토닌 분비가 억제되고 정신이 가장 또렷하다(오전 9시~11시)

반응 속도가 가장 빠르다(오후 2시~4시)

심장 기능과 근력이 가장 좋다(오후 5시)

오전 6시   정오 12시   오후 6시

일하는 형태는 규칙적이고 건강한 수면 계획과 어긋난다. 한 연구 결과를 보면 교대 근무자는 낮에 최대 4시간 덜 자는 것으로 나타났다.

일주기리듬의 단기적인 균열은 피로, 에너지 부족, 예민함 등의 결과를 불러온다. 사람에 따라 만성적인 '교대 근무 장애'로 악화되기도 하는데, 근무 중에 과도하게 졸리지만 취침 시간에는 제대로 잠들지 못하는 증상을 가리킨다. 이는 능률에 영향을 미친다. 연구 결과에 따르면 자동차 공장의 사고 위험률이 야간 근무 시에 30~50% 더 증가한다. 일주기리듬은 식욕과 물질대사를 조절하는 역할도 한다. 늦은 밤 피로를 풀기 위해 고칼로리 간식을 먹으면 체중이 증가할 가능성이 커진다. 간호사를 대상으로 한 연구에서 교대 근무자가 비만에 더 취약하다는 점이 드러났다.

여러 장기 연구 결과를 살펴보면 교대 근무가 제2형 당뇨, 심혈관계 질환, 뇌졸중 등 건강 문제와 밀접하게 관련되어 있음을 알 수 있다. 가족이나 친구들과 활동 시간대가 맞지 않는다는 점도 정신적 건강에 영향을 주며 우울증의 원인이 되기도 한다.

효과적인 일정 관리

· 일하지 않는 날에도 **수면을 우선순위로 둔다.** 교대 근무 시, 근무 일정이 바뀔 때쯤 다음 근무 시간에 맞춰 더 일찍 혹은 더 늦게 잔다.

· **교대 근무 시 가능하면 근무 시간이 점점 앞당겨지도록 조율한다.** 주기가 단축되는 것보다 살짝 연장되는 것이 신체에 더 유리하다.

· 야간 근무 휴식 시간 때 **한 번에 20분씩 1~2회 잠깐 자면,** 의사 결정 능력과 경계심이 향상된다. 쪽잠 전 마시는 커피 역시 경각심을 높인다. 취침 전에는 카페인을 자제한다.

· **야간 근무 전 균형 잡힌 식사를 한다.** 근무 패턴과 상관없이 자정부터 오전 6시 사이에는 양이 많은 식사는 피한다. 건강한 간식을 준비하고 물을 충분히 마신다.

· **야간 근무 전 적당한 운동은** 맑은 정신 유지에 도움이 된다. 일하다 힘이 빠지면 걷거나 가볍게 뛴다.

· **야근 근무 후 귀가 시 선글라스를 착용하면** 뇌의 주간 모드 전환 시점을 늦출 수 있다. 근무 일정에 적응하는 데 광선 치료(172~173쪽 참고)가 도움이 될 수 있으므로 의사와 상의한다.

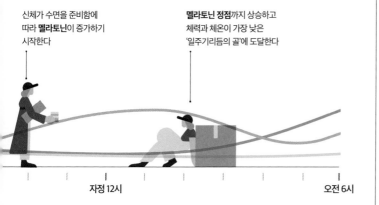

신체가 수면을 준비함에 따라 **멜라토닌**이 증가하기 시작한다

멜라토닌 정점까지 상승하고 체력과 체온이 가장 낮은 '일주기리듬의 골'에 도달한다

자정 12시　　　　　　　　　　　　오전 6시

생체시계를 앞당기거나 늦출 수 있을까?

첫 출근 때문에 일찍 일어나야 하거나 건강을 위해 눈 뜨자마자 운동하기로 결심했다면, 수면 패턴을 다시 설정해야 한다. 그런데 이를 위해서는 끈기와 노력이 뒷받침되어야 한다.

언제 잠들고 일어나고, 또 가장 긴장하는지는 생물학적 시계로 조율된다. 외부 요소뿐만 아니라 유전자도 신체 리듬에 영향을 미친다. 누구나 각자의 '크로노타입'이 있는데, 타고난 성향인 만큼 쉽게 무시할 수 없다(78~79쪽 참고).

유전자가 수면/기상 행동에 어떤 영향을 주는지에 대해 많은 사실들을 발견하는 중이다. 아침형 인간은 저녁형 인간에 비해 'PER 3' 유전자를 더 많이 가지고 있다. 아침형 인간이 더 많이 자는 것도 이 때문이다. 대다수 사람들은 아침과 저녁 중 한쪽으로 살짝 치우진 중간형 인간이다.

내 몸의 생물학적 특성은 노력해도 이길 수 없다. 자연적인 수면/기상 패턴을 거스르는 대신 받아들이는 것이 현명하다. 예를 들어 내 크로노타입을 고려할 때 요가 수업을 위해 1시간 일찍 기상하는 것이 가능할까(78~79쪽 참고)? 타고난 아침형 인간의 경우 그럴 수 있다. 단, 1시간 일찍 잠들어야 회복에 필요한 수면 단계까지 도달할 수 있다.

루틴의 힘은 강력해서 새로운 수면/기상 주기를 일주일 동안 유지하면 생체시계를 다시 설정할 수 있다. 극단적인 크로노타입이 아닌 이상 충분한 휴식까지 뒷받침되면 새로운 시간표에 몸이 천천히 적응하게 된다.

생체시계를 재설정하려면

· **서서히 바꿔 나간다.** 예시로 생체시계를 1시간 앞당기거나 늦출 수 있는 4주 계획이 나와 있다.

· **몸이 평소보다 빨리 시동을 걸 수 있도록** 기상 후 최대한 서둘러 야외로 나가 햇빛을 쐰다. 앞당긴 생체시계를 완전히 자리 잡게 만들려면 일어나자마자 음식을 섭취한다. 처음에는 내키지 않을 수 있으나 매일 반복하면

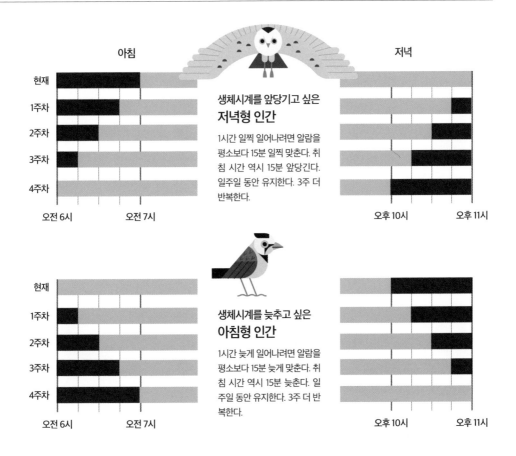

생체시계를 앞당기고 싶은
저녁형 인간

1시간 일찍 일어나려면 알람을 평소보다 15분 일찍 맞춘다. 취침 시간 역시 15분 앞당긴다. 일주일 동안 유지한다. 3주 더 반복한다.

생체시계를 늦추고 싶은
아침형 인간

1시간 늦게 일어나려면 알람을 평소보다 15분 늦게 맞춘다. 취침 시간 역시 15분 늦춘다. 일주일 동안 유지한다. 3주 더 반복한다.

생물학적 시계가 서서히 일주기리듬을 바꾸기 시작한다. 일정 기간 이후에는 배고픔 때문에 앞당겨진 새로운 기상 시간에 저절로 눈이 떠진다.

일러두기
- ▮ 깨어있는 시간
- ▮ 수면 중인 시간

· **타고난 생체시계를 완전히 바꾸는 것은 불가능하다.** 현실적으로 1시간가량 앞당기거나 늦추는 것이 최선이다. 늘 야간 업무를 하는 직장 등 근본적인 생활양식을 바꿔야 할 때도 그 과정이 매우 어려울 수 있다(146~147쪽에 교대 근무와 야간 작업을 효과적으로 관리하는 방법이 나와 있다).

평소보다 더 많이 잤는데도 정신이 몽롱한 이유는 무엇일까?

늦잠의 여유를 즐기며 눈을 떴는데 머리가 멍하고 온몸이 나른할 때가 있다. 황당하게도 추가로 적립한 수면 시간으로 인해 개운함 대신 진이 빠지는 기분이 든다.

생체시계는 우리가 잠에서 깨어나기 전에 몸이 본격적으로 움직이는 데 필요한 화학물질과 호르몬, 체온 변화를 조율한다. 그런데 수면 루틴이 달라지면 생체시계는 혼란에 빠진다. 평소보다 늦게 일어나는 경우 활기를 불어넣는 호르몬인 코르티솔을 놓치기 쉽다. 아침에 가장 많이 분비되기 때문이다. 또 늦게 잠자리에 들면 평상 시와 다른 수면 주기가 전개되는데, 어쩌다 가장 깊은 수면 단계에서 깨어나면 정신이 매우 혼미하고 몸이 말을 듣지 않는다. 이 상태를 수면무력증이라고 말한다. 짧게는 몇 분에서 길면 3시간까지 지속된다. 연구 증거에 따르면 수면무력증의 여파는 40시간 동안 잠을 자지 못한 것과 비슷하다.

'다시 알림' 사용 금지

다시 알림(스누즈 기능) 버튼을 누르고 다시 깜빡 잠이 들 때 수면무력증 증상이 나타나는 경우가 있다. 잠깐 눈을 붙이는 동안 뇌는 새로운 수면 단계에 돌입한다. 깊은 수면 단계까지 도달한 후 갑자기 깨어나면 뇌가 의식을 되찾을 때까지 훨씬 더 오래 걸린다. 평소에 비해 반응 속도도 느려지고 생각도 더디게 떠오른다. 따라서 운전이나 고도의 집중력을 필요로 하는 일을 앞두고 잠깐 잘 생각이라면 특히 유의해야 한다. 연구 결과에 따르면 30분 이상 낮잠을 잘 때 수면무력증이 나타날 가능성이 가장 크다. 하지만 이미 수면 부족 상태라면 더 짧게 눈을 붙여도 수면무력증을 경험할 수 있다.

대부분의 경우 평소 수면 루틴을 잘 지키면 수면무력증이 큰 문제가 되지 않는다. 아침에 나타나는 심각한 수면무력증 증상('잠에 취한 상태' 또는 '혼돈성 각성'이라고도 부른다) 역시 혼란과 더불어 공격성까지 유발할 수 있다.

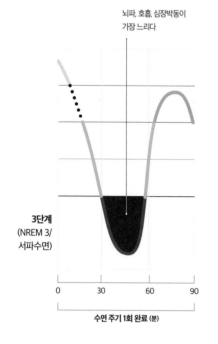

뇌파, 호흡, 심장박동이 가장 느리다

3단계
(NREM 3/
서파수면)

0   30   60   90

수면 주기 1회 완료 (분)

위험 지대

가장 깊은 수면 단계에서 갑자기 깨어나면 몸이 스트레스를 받고 뇌 역시 혼란을 느낀다.

고도가 수면을 방해할까?

대다수 사람은 고도가 높은 지역 생활에 익숙하지 않다. 그래서 높은 고도에 노출되면 몸에 무리가 가고 수면 장애가 나타날 수 있다.

고도가 수면에 미치는 영향은 아직 많이 연구되지 않은 주제이다. 높은 고도에서는 산소량이 저조하기 때문에 호흡하기가 어렵다는 점은 확실하다. 그 결과 나타나는 메스꺼움, 두통, 어지러움 등은 고산병 증상이다. 높은 고도로 인한 산소 부족이 꽤 심각한 수면분절을 유발하고 회복 효과가 있는 깊은 서파수면을 축소한다고 알려져 있다.

자는 동안 혈중 산소 농도가 특정 수치 아래로 떨어지면 우리 몸은 저산소증을 경험하게 된다. 빠른 호흡과 느린 호흡을 번갈아가며 더 많은 산소를 유입시키고 이산화탄소를 배출하기 위해 노력한다. 호흡이 느려지거나 잠시 멈출 때 순간적으로 잠에서 깨어난다. 이런 식으로 자다 깨기를 반복하다 보면 푹 쉰 듯한 기분이 들게 하는 깊은 수면 단계까지 도달할 수 없다.

높은 고도에서도 잘 자려면

고도로 인한 수면 장애를 전문적으로 치료하는 방법은 거의 없다고 볼 수 있다. 다만 고산병을 예방하는 방법을 따라하고 며칠이 지나면 수면의 질이 개선된다. 여분의 산소와 사탕무뿌리즙과 같은 질산염 보충제가 도움이 될 수 있다. 의사에 따라 아세타졸아마이드 또는 비벤조디아제핀 약물을 처방하기도 하는데, 주기적호흡을 완화해 수면의 질을 높인다.

고도가 높은 지역에서는 하루 종일 물을 충분히 마시는 것이 중요하다. 또한 탄수화물이 풍부한 음식(몸이 가장 손쉽게 접근할 수 있는 에너지원)을 섭취하고 호흡을 어렵게 만드는 담배나 술을 피해야 한다. 또한 여행을 떠나기 전 의사와 상담하는 것이 바람직하다. 해당 지역의 고산병 치료 방법을 미리 찾아보는 것도 도움이 된다.

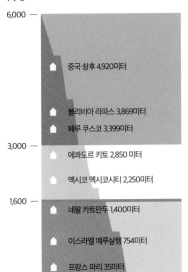

해발 높이
(미터)

6,000 —

중국 샹후 4,920미터

볼리비아 라파스 3,869미터
페루 쿠스코 3,399미터

3,000 —

에콰도르 키토 2,850 미터

멕시코 멕시코시티 2,250미터

1,600 —

네팔 카트만두 1,400미터

이스라엘 예루살렘 754미터

프랑스 파리 35미터

0 —

일러두기
⬤ 고산병 지대
⬤ 정착률 95%의 고도 범위

높은 고도에서 잠자기
해발 3,000미터 이상인 지역에 사는 사람들은 높은 고도에 익숙하므로 잠을 잘 잔다. 그러나 인구 대다수는 해발 1,600미터 이하에서 생활하므로, 높은 지대 방문 시 수면에 영향을 받는다.

어떤 음식이나 음료가 수면에 도움이 될까?

수면과 관련해 가장 널리 알려진 믿음 중 하나는 자기 전에 우유 한 잔을 마시면 편안한 잠자리에 들 수 있다는 것이다. 과연 과학적으로도 맞는 것일까?

음식물과 수면을 이야기할 때 두 가지 요인을 고려해야 한다. 무엇을 먹는지와 언제 그리고 어떻게 먹는지이다(86~87쪽과 162~163쪽에서 식습관과 수면 패턴을 더욱 자세히 다룬다).

특정 음식과 음료에 들어있는 혼합물이 잠들거나 잠든 상태를 유지하는 데 도움이 된다고 알려져 있다. 그중 하나가 트립토판으로, 뇌가 기분을 좋게 하는 호르몬인 세로토닌을 만들 때 사용하는 아미노산이다. 이렇게 생성된 세로토닌은 다시 수면 유도 호르몬인 멜라토닌으로 전환된다. 트립토판은 체내에서 만들어지지 않는다. 따라서 음식 섭취를 통해 보충해야 한다. 실제로 트립토판을 많이 함유한 대표적 음식 중 하나가 우유이므로, 오래된 미신이 사실인 셈이다.

멜라토닌이 풍부하거나 마그네슘과 같은 미네랄을 포함한 음식은 뇌가 수면을 준비하도록 돕는다. 섬유질이 많은 일부 음식 역시 잠들기까지 걸리는 시간을 줄이고 회복 효과가 있는 서파수면 시간을 늘린다고 알려져 있다. 멜라토닌 수치를 감소시키는 혈당이 급증하는 것을 막아주기 때문일 수도 있다.

그런가 하면 잠을 멀리 달아나게 만들거나 수면의 질을 떨어뜨리는 음식도 있다. 예컨대 카페인(154~155쪽 참고)은 수면 욕구를 방해한다. 소화 불량을 촉발하거나 한밤중에 화장실을 가고 싶게 만드는 음식과 음료 또한 연속 수면에 지장을 준다(140~141쪽 참고).

수면을 유도하는 음식 성분에 대한 복잡한 연구가 지금도 계속되고 있다. 현재까지 알려진 사실들을 종합해보면 과일이나 채소, 통곡물, 견과류, 저지방 단백질의 섭취를 늘리면 좋은 잠을 더욱 오래 자는 데 도움이 된다.

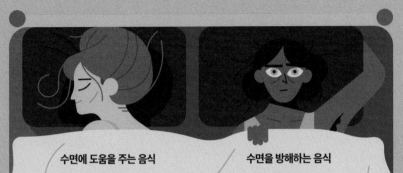

좋을까, 혹은 나쁠까?
음식과 음료는 수면의 질과 양에서 중요한 역할을 한다. 그러므로 신중하게 골라야 한다!

수면에 도움을 주는 음식

트립토판
우유, 귀리, 캐슈너트, 지방이 없는 닭고기, 칠면조, 양고기

멜라토닌
달걀, 생선, 견과류, 갈색 버섯 시리얼, 씨앗류

마그네슘
녹색잎 채소, 견과류, 통곡물

섬유질
통곡물, 귀리, 아스파라거스, 브로콜리

수면을 방해하는 음식

카페인
특히 취침 전에 섭취하는 경우 뇌의 자연적인 수면 충동을 억제한다

알코올
기억과 학습에 중요한 렘수면을 방해한다

매운 음식
캡사이신을 함유하고 있으며 체온을 높여 잠을 방해할 수 있다

달거나 기름진 음식
설탕이 많이 들어간 음식과 불포화 지방은 회복 효과가 있는 깊은 수면 시간을 축소한다

카페인은 정말 수면의 가장 큰 적일까?

카페인은 세계에서 가장 널리 쓰이는 약물 중 하나이다. 하루를 시작하는 의식처럼 여기는 사람도 있는 반면, 카페인이 아무런 효과가 없다고 말하는 사람도 있다. 카페인은 수면에 정확히 어떤 영향을 미칠까?

어디에서나 카페인을 쉽게 찾아볼 수 있다. 음식과 음료뿐만 아니라 세면도구, 약물, 심지어 메이크업 제품에도 카페인이 들어있다. 카페인은 능률을 높이고 기억을 강화하며 졸릴 때 잠에서 깨도록 도와준다. 그런데 이 마지막 특징이 수면을 방해하는 이유이기도 하다.

카페인과 뇌

자극제인 카페인은 투쟁-도피 호르몬인 아드레날린 분비를 촉진한다. 그렇기 때문에 신체에 카페인이 흡수되면 갑자기 에너지가 넘친다. 또한 뇌가 화학물질인 아데노신에 반응하는 과정을 방해한다. 수면과 기상으로 이루어진 퍼즐에서 아데노신은 매우 중요한 역할 하는데, 중추신경계의 반응 속도를 늦추고 밤이 다가올수록 수면 욕구(24~25쪽 참고)를 높인다. 카페인은 아데노신과 동일한 뇌 수용체에 달라 붙어 졸음을 유발하는 신호를 막는다. 아데노신 수용체는 유전자의 영향을 받으므로 개인마다 차이가 있

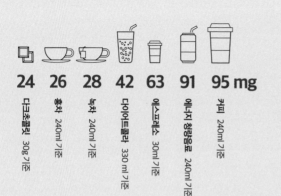

24	26	28	42	63	91	95 mg
다크초콜릿 30g 기준	홍차 240㎖ 기준	녹차 240㎖ 기준	다이어트콜라 330㎖ 기준	에스프레소 30㎖ 기준	에너지 청량음료 240㎖ 기준	커피 240㎖ 기준

카페인 성적표

매일 섭취하는 음식이나 음료에 생각보다 많은 카페인이 들어있을 수 있다. 평균 제공량을 기준으로는 커피와 에너지음료의 함유량이 제일 높다. 콜라와 차(건강하다고 알려진 녹차도 포함), 그리고 다크초콜릿에도 카페인이 많다.

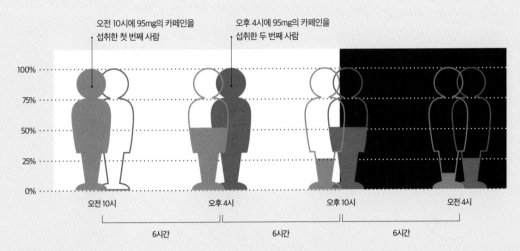

오전 10시에 95mg의 카페인을 섭취한 첫 번째 사람

오후 4시에 95mg의 카페인을 섭취한 두 번째 사람

감소하는 속도

섭취 시간이 이를수록 취침 시간 전까지 아데노신 수용체에 달라붙은 카페인을 제거할 기회가 많아진다. 오후 4시보다는 오전 10시에 커피를 마시는 것이 좋다. 그래야 오후 10시쯤 몸속에 남아있는 카페인의 양이 적다.

다. 만약 카페인이 별 효과가 없다면, 내가 가진 수용체가 덜 끈적이는 편이라 카페인이 달라 붙기 어려울 수도 있다.

카페인 반감기

체내 카페인 농도는 6시간마다 대략 50% 감소한다. 오후 4시에 마신 커피 한 잔에 들어있던 카페인의 절반은 밤 10시가 되도 몸속에 남아 아데노신을 차단한다. 때문에 카페인은 수면 부족의 유력한 용의자로 지목된다. 정확히 얼만큼 카페인을 섭취했는지 알기 어려우므로 음식이나 음료에 함유된 양을 확인해야 한다. 특히 카페인에 민감한 편이라면 더욱 꼼꼼하게 살펴야 한다. 성인의 경우 하루 카페인 섭취량을 300mg(약 커피 3잔)으로 제한하는 것이 좋다. 어린이의 적정 섭취량은 85mg 미만(탄산음료 1잔과 차 1잔)이다. 오후 중반 이후에는 되도록 섭취를 삼간다. 그래야 몸속에 남아있는 카페인이 잠들기 전에 모두 빠져나간다.

카페인이 없는 에너지 촉진제

· 10분간 야외 활동
상쾌한 산책을 통해 머리를 비우고 신체 기능을 재기동할 수 있다. 또한 하루 운동량도 조금 늘어나고, 밤에 숙면을 취하는 데 도움이 된다.

· 물 많이 마시기
수분은 뇌의 독소 배출을 도와 집중력을 높인다. 또한 뇌 세포에 산소를 공급하고 각성 상태를 향상한다.

종합비타민이 수면에 도움이 될까?

수면과 관련된 생물학적 프로세스에 비타민이 어떻게, 그리고 어느 정도 관여하는지에 대한 연구가 지금도 활발히 진행 중이다.

음식에 들어있는 필수 영양소인 비타민은 여러 신체 기능에서 중요한 역할은 한다. 지금까지 종합비타민 보충제가 수면에 도움이 된다는 점을 입증하는 근거는 제시되지 않았다. 그러나 특정 비타민이 수면에 영향을 미칠 가능성은 있다.

수면 친화적인 비타민

비타민 D는 햇빛을 받으면 피부에서 저절로 생성된다. 연구 결과, 비타민 D 수치가 낮은 사람일수록 수면의 질이 좋지 않은 것으로 보인다. 하지만 이유는 아직 정확하게 밝혀지지 않았다. 확실한 것은 햇빛이 일주기리듬의 주요 조절자 역할을 한다는 점이다. 따라서 매일 10분간 야외에서 시간을 보내면 비타민 D 수치를 높이는 데 효과적이다. 물론 생체시계에도 도움이 된다.

비타민 B6는 수면에 필요한 호르몬에 영향을 준다고 알려져 있다. 비타민 B6에 의해 분비된 세로토닌이 졸음 호르몬인 멜라토닌으로 전환된다.

흥미롭게도 좋은 잠에 대한 비타민의 기여도는 수면 장애를 일으키는 근본적인 원인을 얼마나 효과적으로 해결하는가에 따라 달라진다. 비타민 C와 비타민 D 둘 다 혈액 순환을 원활하게 하고 염증을 줄이므로 수면 무호흡증 증상을 완화할 수 있다. 반면 비타민 B6의 경우 기분과 관련이 있어 수면 장애의 주요 원인 중 하나인 우울증 치료에 도움이 된다. 비타민을 너무 많이 섭취해도 문제가 된다. 비타민 B12 과다 복용이 불면증과 연관이 있다고 알려져 있다.

필요한 비타민은 섭취하는 가장 간단한 방법은 균형 잡힌 식습관을 통해 영양소를 골고루 먹는 것이다. 일부 비타민이 특정 수면 장애를 해결하는 데 효과적인 것은 사실이다. 그래도 보충제를 복용하기 전에 항상 의사와 의논하는 것이 바람직하다.

" "

햇빛이 줄어드는 겨울에는 비타민 D 복용이 수면의 질을 개선하는 데 도움이 된다.

알코올은 수면에 좋을까, 아니면 나쁠까?

알코올에는 진정 효과가 있다. 뇌 활동을 더디게 하고 졸음을 유도한다. 그러나 알코올은 자연적 수면 주기를 방해하므로 수면 보조제로는 바람직하지 않다.

몸속으로 들어온 알코올은 쾌락과 보상을 담당하는 뇌 영역에서 엔도르핀 (기분이 좋아지는 호르몬)이 분비되도록 돕는다. 이 단계가 끝나고 나면 알코올은 진정 작용을 시작한다. 알코올 덕분에 잠을 푹 잔다고 생각할 수 있지만 사실 그 반대이다. 알코올이 체내에서 분해되는 동안 깊은 서파수면이 나타나는 3단계에 더 빨리 진입하게 된다. 하지만 그 대가로 회복에 가장 도움이 되는 렘수면이 줄어든다. 한밤중에 알코올이 모두 분해되고 나면 '렘수면 반동 현상'이 일어나기도 한다. 부족분을 만회하고 정상적인 수면 패턴을 유지하기 위해 렘수면이 늘어난다. 그러나 이로 인해 원래의 기상 과정이 영향을 받게 된다.

또한 알코올은 이뇨 작용을 하는데, 소변을 보기 위해 자다가 깰 가능성이 높다. 알코올 섭취량이 많으면 코골이나 수면 무호흡증, 몽유병 등의 증상이 나타날 수 있는데, 모두 수면에 방해가 된다.

알코올의 영향
알코올의 영향을 받은 수면 패턴은 평소 수면과 확연하게 차이가 난다. 알코올이 3단계와 렘수면 사이의 불균형을 초래하는 것을 알 수 있다. 그 결과 수면의 질이 떨어지고 충분히 휴식하지 못한다.

일러두기
- 정상적인 수면 패턴
- 알코올의 영향을 받은 수면 패턴

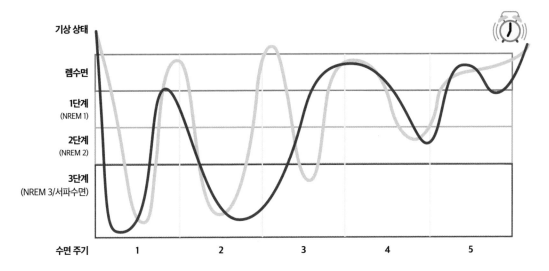

칸나비디올 제품이 수면에 도움이 될까?

최근 몇 년간 불면증을 치료한다고 주장하는 칸나비디올 제품이 급증하고 있다. 그러나 이를 뒷받침하는 증거는 매우 적다.

칸나비디올(cannabidiol, CBD)은 대마에서 추출한 화합물로 정신활성 효과가 없다. 복용해도 취하지 않는다는 말이다. 엔도카나비노이드 체계라고 부르는 뇌의 쾌락 수용체에 영향을 주는데, 몇몇 연구 결과에 따르면 불안과 고통을 완화하고 긴장완화를 촉진한다. 한 가지 유의할 점은 세계적으로 칸나비디올의 법적 허용 여부가 아직 정리되지 않았다는 것이다. 일부 국가에서는 아예 사용을 금지되거나 제한된다. 따라서 거주 지역이나 방문 계획이 있는 곳의 상황을 파악해두면 좋다.

사기일까, 혹은 진짜일까?

지금까지 알려진 칸나비디올 제품의 효능과는 별개로 수면 장애에 도움이 된다는 증거는 아직 충분하지 않다. 최근 연구 결과를 살펴보면 칸나비디올이 스트레스 같은 수면 장애의 간접적 원인은 완화할 수 있지만, 수면 메커니즘에 유익한 영향을 주지는 못한다는 것을 알 수 있다. 일부 사용자가 말하는 효능이 진짜인지 또는 '플라시보 효과'의 결과인지는 아직 정확하지 않다.

칸나비디올 함유를 주장하는 제품의 실제 성분을 알기 어렵다는 점도 문제이다. 대부분 나라에서 제조사에 대한 규제를 시행하고 있지 않아 제품의 안전성과 복용량의 적합성 등을 확인하기가 매우 힘들다.

이러한 사항을 종합적으로 고려할 때 수면을 개선하기 위해 칸나비디올 제품을 복용하는 것은 바람직하지 않다. 증상을 덮어 가리는 것보다 잠이 오지 않는 근본적인 원인을 파악하는 것이 장기적으로 불면을 벗어날 수 있는 가장 확실하고 유일한 방법이다.

흡연은 수면에 어떤 영향을 미칠까?

흡연자의 경우, 흡연 제품에 들어있는 니코틴 때문에 수면 장애에 시달리기도 한다.

니코틴은 가지과 식물에서 생성되는 중독성이 강한 자극제로 각성 효과가 있다. 연구 결과에서 니코틴은 잠들거나 잠든 상태를 유지하는 것을 어렵게 만들거나 전반적인 수면의 질을 떨어뜨리는 것으로 나타났다. 흡연자는 비흡연자에 비해 자다 깨는 횟수가 더 많고, 회복 효과가 있는 서파수면의 양도 부족하다.

일부 흡연자는 니코틴 생각이 나서 한밤중에 잠에서 깬다고 말한다. 몸 속으로 들어간 니코틴은 흡연자가 잠들지 못하도록 수면을 방해한다. 그 결과 불면이 반복된다. 만성적으로 잠을 자지 못하는 불면증의 주요 원인으로 흡연이 언급되는 것도 이러한 이유 때문이다.

흡연은 또한 수면 무호흡증의 위험을 높인다. 밤 동안 원활하게 호흡할 수 없어 반복적으로 잠에서 깨는 현상을 말한다. 담배 연기가 코와 목 안의 조직을 자극하면 해당 부위가 부어올라 기도를 막는다.

전자담배 역시 마찬가지일까?

대부분의 전자담배 흡연자는 니코틴을 함유한 제품을 흡연한다. 그런데 전자담배를 통한 니코틴 효과는 일반 담배보다 더 강력하다. 금연을 위해 전자담배를 피우고 있다면 낮에는 니코틴 강도가 약한 액상형 전자담배를, 밤에는 니코틴이 없는 제품으로 바꾸는 것도 좋다. 그러면 잠들기 전에 자극적인 니코틴을 몸 밖으로 배출할 수 있다.

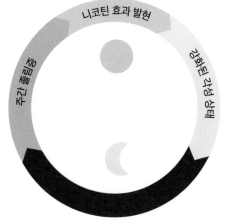

니코틴 효과 발현

주간 졸림증

니코틴 각성 상태

수면의 양과 질 감소

수면 부족의 반복

니코틴은 수면을 방해하고 나아가 단축시킨다. 그 결과 주간과다졸림증 증상이 나타난다. 흡연자가 각성 효과를 위해 담배를 피운다면, 강화된 각성 상태로 인해 그날 밤 잠이 오지 않는다.

자기 전 목욕이 긴장완화와 수면에 도움이 될까?

휴식 방법으로 목욕만큼 좋은 것도 없다. 게다가 온도와 타이밍에 따라 수면에 많은 도움을 줄 수 있음을 입증하는 임상 증거도 있다.

따뜻한 목욕은 더 빨리 잠들 수 있도록 돕는다. 욕조 밖으로 나온 이후부터 체온이 빠르게 내려가면서 졸음 호르몬인 멜라토닌 분비가 활발해지기 때문이다. 물 온도가 너무 뜨거우면 멜라토닌 생성을 억제하므로, 적당히 기분 좋되 땀이 나지 않을 정도의 온도로 맞추는 것이 좋다.

　　오래 몸을 담그고 있어야 목욕의 효과가 제대로 발휘되는 것은 아니다. 연구 결과에 따르면 자기 전 따뜻한 목욕을 10분만 해도 서파수면과 수면 시간을 연장하는 데 도움이 된다고 한다. 또한 따뜻한 물은 우리 몸에 내재된 스트레스 완화 반응인 부교감신경계를 활성화한다. 이는 잠드는 과정에 매우 중요한 코르티솔 수치 감소를 유발한다. 미지근한 물에 몸을 담그고 있으면 근육이 이완되고 긴장과 관절 통증이 완화된다. 이렇듯 목욕의 여러 가지 장점이 잠을 푹 잘 수 있는 환경을 만든다.

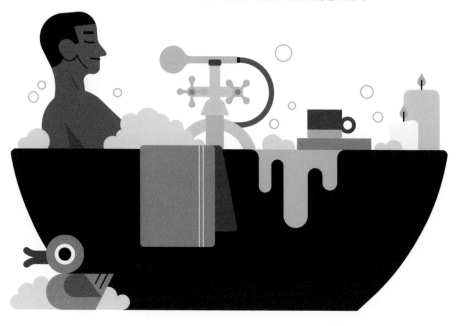

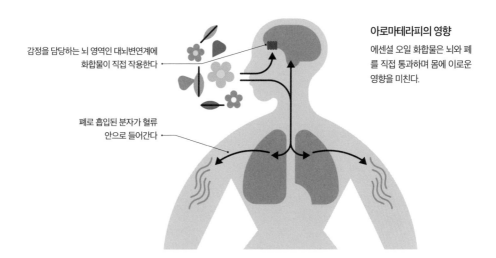

감정을 담당하는 뇌 영역인 대뇌변연계에
화합물이 직접 작용한다 •

아로마테라피의 영향
에센셜 오일 화합물은 뇌와 폐
를 직접 통과하며 몸에 이로운
영향을 미친다.

폐로 흡입된 분자가 혈류
안으로 들어간다 •

에센셜 오일이
수면에 효과가
있을까?

식물에서 얻을 수 있는 향이 나는 추출물은 오래전부터 휴식과 긴장이
완을 돕기 위해 사용되어 왔다. 연구 결과를 살펴보면 일부 에센셜 오
일은 실제로 수면에 도움을 준다는 사실을 알 수 있다.

특정 에센셜 오일은 수면에 특히 이롭다고 알려져 있다. 예를 들어 한 병원
연구에서 라벤더 에센셜 오일로 아로마테라피 치료를 받은 환자는 낮 동안
덜 졸리고 밤에는 더욱 안정적인 수면을 취했다. 신경계를 진정시키는 효
과가 있는 것으로 입증된 화합물이 라벤더에 들어있기 때문일 수도 있다.
　에센셜 오일은 사용 방법이 다양하다. 디퓨저나 실내용 스프레이에 넣
어 공기 중에 분사할 수도 있고, 편리한 '아로마 스틱'이나 오일을 뿌린 휴지
를 둔 다음 직접 코로 흡입할 수도 있다. 또는 중성인 캐리어 오일에 희석해
서 마사지 오일이나 목욕 오일로 사용해도 좋다.
　희석하지 않은 에센셜 오일은 절대 피부에 직접 바르면 안 된다. 임신
중이거나 기저질환이 있다면 먼저 자격을 갖춘 전문가와 의논하는 것이 바
람직하다.

수면을 유도하는 오일

신체 스트레스 반응을 진정시키는
효과가 있는 것으로 연구를 통해
입증된 화합물이 다양한 에센셜 오
일에 들어있다. 베르가모트, 일랑
일랑, 카모마일, 라벤더, 프랑킨센
스 등이 포함된다.

야식이 수면에
영향을 미칠까?

눈을 감자 마자 잠이 들기를 희망하거나 편안한 밤을 보내고 싶다면 배부른 채 잠자리에 드는 것은 결코 좋은 전략이 아니다. 여기에는 몇 가지 이유가 있다.

자기 전 간식을 먹어야 한밤중에 배가 고프지 않는 사람들도 있다. 그러나 대부분의 경우 야식은 속쓰림과 같은 소화 장애를 유발한다. 침대로 향하기 전까지 편안한 상태를 유지하고 싶다면 음식 선정에 신중을 기해야 한다. 야식을 먹은 직후에는 잠이 잘 오지 않는다. 특히 양이 많거나 맵고 기름진 음식을 먹었을 때 더욱 그렇다.

소화기관의 생체시계

생체리듬이 단순히 수면과 기상만 통제하는 것은 아니다. 소화기관 역시 24시간을 기준으로 돌아가는 생체시계에 의해 조절된다. 취침 시간 직전에 음식을 먹으면 밤 동안 '휴식 모드'에 돌입하기 위해 한창 준비 중인 몸은 어쩔 수 없이 소화기관을 다시 움직여야 한다. 소화기관의 시계와 수면 시계를 맞추는 한 가지 방법은 몸과 소화기관이 함께 쉴 수 있는 식사 시간표를 지키는 것이다. 시간이 제한된 식사 패턴이 이러한 목적을 달성하는 데 도움이 된다는 연구 결과가 있다. 매일 비슷한 시간대에 규칙적인 식사를 하면 우리 몸은 소화기관의 기능이 가장 활발할 때 음식물을 처리하게 된다. 나머지 시간은 회복에 전념할 수 있다.

물질대사 능력, 하루 일과, 그리고 생활양식은 개개인마다 다르다. 따라서 내게 맞는 방법을 찾아야 음식을 소화시킨 후 가뿐하게 잠자리에 들 수 있다. 늦게 식사할 수밖에 없다면 가벼운 식사와 간식을 먹어야 자기 전에 완전히 소화시킬 수 있다.

일주기리듬을 건강하게 유지하려면
음식을 먹는 시간을 8~12시간 사이로 제한하면 소화기관의 자연적인 생체시계에 도움이 된다. 안정적으로 움직이는 생체시계는 숙면을 돕는다. 제한된 식사 시간이 물질대사에도 도움이 된다는 연구 결과도 있다.

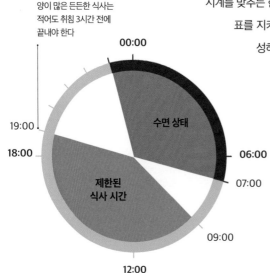

양이 많은 든든한 식사는 적어도 취침 3시간 전에 끝내야 한다

" " _____

한 연구에서 취침 직전에
음식을 섭취한 참가자는
저녁 일찍 식사한 참가자에
비해 잠드는 시간이 더 오래
걸린 것으로 나타났다.

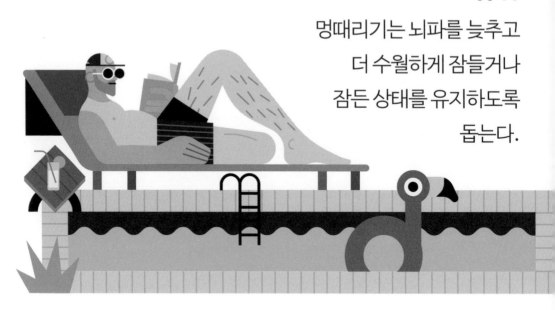

" "

멍때리기는 뇌파를 늦추고
더 수월하게 잠들거나
잠든 상태를 유지하도록
돕는다.

휴가 중에 더
잘 자는 이유는
무엇일까?

대다수 사람에게 휴가는 걱정을 내려놓고 완벽하게 쉴 수 있는 몇 안
되는 기회 중 하나이다. 일상에서 벗어날 때 잠을 더 잘 잔다고 느끼는
경우가 많은데, 과학적 근거가 이를 뒷받침한다.

이상적인 휴가를 머릿속에 그려보자. 스트레스가 없는 하루하루를 즐긴다.
베개에 머리가 닿자마자 편안한 잠 속으로 빠져든다. 다음 날 아침이 되면
상쾌한 기분으로 눈을 뜬다. 휴가 중 수면의 질이 향상된다고 느낀다면, 드
디어 몸과 마음 모두 좋은 잠을 잘 수 있는 상태이기 때문일 것이다.

햇빛에 노출되다

아침 햇빛은 수면/기상 주기를 조절하고 수면 압력(108쪽 참고)을 상승시키
는 데 꼭 필요하다. 대개 휴가 중에는 아침 햇빛에 더 많이 노출된다. 해가
더 길게 머무는 곳에 있기 때문일 수도 있고, 하루를 알차게 보내기 위해 일
찍부터 밖으로 나가기 때문일 수도 있다. 햇빛은 일주기리듬을 평소처럼

유지하도록 돕는다. 또한 숙면을 취할 가능성도 커진다.

근심도 걱정도 없는 편안한 상태

휴가 때는 일상 생활의 제약과 의무에서 멀리 벗어날 수 있다. 대개 스트레스 수치가 줄어들면서 수면에 영향을 주는 호르몬이 최적의 능률을 보인다. 나아가 바쁘게 움직여야 한다는 생각을 버리게 되므로 완벽한 정신적 휴식 상태, 즉 '멍때리기'가 가능하다. 이는 가벼운 최면 상태로 뇌와 몸에 긍정적인 영향을 미친다는 점이 입증되었다. 깊은 잠을 자는 데도 도움을 준다.

휴가지에서 우리는 평소보다 더 친화력이 좋아진다. 천천히 시간을 들여 타인과 보내는 시간을 즐기기 위해 노력한다. 긍정적인 사회적 상호 작용은 옥시토신(사랑 호르몬) 수치를 높일 수 있는데, 그 결과 기분이 좋아지고 체내 코르티솔 수치가 더욱 감소한다. 최근 연구에서 친구와의 외식 후 수면 상태를 측정했는데, 사회적 접촉 이후 수면의 질이 상당히 향상되었다.

마지막으로 휴가 중에는 주변 환경이 바뀌므로 집에서 형성된 부정적인 수면 연상이나 습관에서 벗어날 수 있다. 머리를 비우고 푹 잘 수 있는 기회가 주어지는 셈이다.

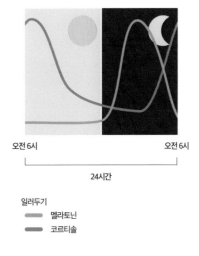

오전 6시   오전 6시

24시간

일러두기
- 멜라토닌
- 코르티솔

휴가 중 호르몬

스트레스가 거의 없는 휴가 중에는 낮 시간과 저녁에 코르티솔 수치가 낮게 유지된다. 덕분에 밤이 다가올수록 수면을 유도하는 멜라토닌이 적절한 수준까지 치솟는다.

휴가 중 수면 패턴을 집에서도 적용하려면

휴가가 끝나고 집으로 돌아온 후에도 잘 자고 싶은가? 그렇다면 휴가 중 수면 습관을 평소 루틴에 녹일 수 있는 방법을 찾아보자.

- **한숨 돌릴 시간을 확보한다.** 하루 일과를 꽉 채우고 싶은 마음이 들더라도 참는 것이 좋다. 대신 스스로에게 덜 바쁜 하루를 선물해보자. 차분하고 여유로운 몸과 마음은 숙면을 취하기 위해 매우 중요하다.

- **야외로 나간다.** 낮 동안 밖에서 더 많은 시간을 보내면 햇빛에 더 많이 노출된다. 아침 시간에 더욱 그렇다. 햇빛에 노출되면 자연적인 수면 리듬 조절에 도움을 준다.

- **전원을 끈다.** 잠들기 한두 시간 전부터는 긴장을 풀 수 있는 시간을 가진다. 사교적인 활동을 하거나 휴식을 취해도 좋다. 수면에 가장 적합한 상태로 호르몬 균형을 맞출 때 도움이 된다.

여러 표준시간대에 맞춰 수면을 조절하려면, 어떻게 해야 할까?

시차증이란 다른 시간대로 이동함에 따라 생체시계가 흔들리는 것을 말한다. 이러한 변화는 수면에 큰 영향을 미칠 수 있다.

생체시계가 목적지의 시간과 일치하지 않으면 문제가 생긴다. 시간대에 따라 잠이 오지 않아 고생할 수 있다. 한낮에 참을 수 없을 정도로 졸리기도 하고, 새벽 3시인데도 말똥말똥한 상태일 수도 있다.

두 개 이상의 시간대를 통과해 이동하는 경우 시차증 증상이 나타난다. 더 많은 시간대를 건널수록 생체시계에 더 큰 균열이 생긴다. 다행스럽게도 증상 완화에 도움되는 방법들이 있다. 가능하다면 이동하기 일주일 쯤 전부터 생채시계를 서서히 바꾸기 시작한다. 목적지의 시간대에 가깝도록 식사 시간과 수면 시간을 조금씩 조율한다.

비행기 탑승 직전 생체시계가 좀 더 확실하게 적응할 수 있도록 손목시

시간을 여행하다

목적지에 도착한 후 시차증이 수면에 미치는 영향을 결정하는 두 가지 주요 요인은 이동하는 방향과 거리이다.

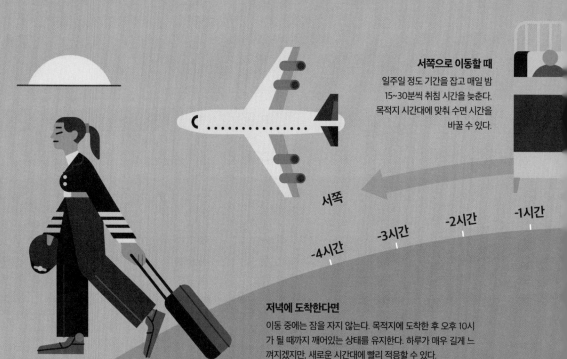

서쪽으로 이동할 때
일주일 정도 기간을 잡고 매일 밤 15~30분씩 취침 시간을 늦춘다. 목적지 시간대에 맞춰 수면 시간을 바꿀 수 있다.

서쪽

-4시간 -3시간 -2시간 -1시간

저녁에 도착한다면
이동 중에는 잠을 자지 않는다. 목적지에 도착한 후 오후 10시가 될 때까지 깨어있는 상태를 유지한다. 하루가 매우 길게 느껴지겠지만, 새로운 시간대에 빨리 적응할 수 있다.

계를 목적지 시간으로 바꾼다. 연구 결과에 따르면 이동 직전 그리고 이동하는 동안 금식하면 생체시계를 재설정하는 데 도움이 된다고 한다. 아마도 음식 섭취가 주요 차이트게버, 즉 수면이나 기상처럼 일주기리듬의 타이밍을 알리는 행위이기 때문일 것이다.

시차증은 대개 동쪽으로 이동할 때 더욱 심하다. 목적지의 시간대가 생체시계보다 빠르기 때문에 잘 시간이 되어도 완전히 깨어있는 상태가 된다. 생체시계가 적응하기까지 더 오래 걸린다. 반면 서쪽으로 이동하는 경우 생체시계보다 목적지의 시간대가 느리다. 취침 시간이 몸이 기대하는 것보다 늦다. 너무 일찍 자는 것보다는 적응하기가 쉽다. 목적지에 도착한 후 햇빛을 충분히 쐬고 새로운 취침 시간에 맞춰 잠자리에 들면, 생체시계를 더욱 빨리 재설정할 수 있다.

스마트폰 앱 또는 보충제?

스마트폰 앱은 시차증을 다스리는 효과적인 도구이다. 내 수면 패턴이나 크로노타입, 여행 일정 등을 분석해 데이터 기반의 맞춤형 스케줄을 만들어준다. 또한 멜라토닌 보충제를 섭취하면 생체시계를 바꾸는 데 도움이 된다는 연구 증거도 있다. 101쪽에 멜라토닌에 대한 더 많은 정보와 적절한 사용법이 나와 있다.

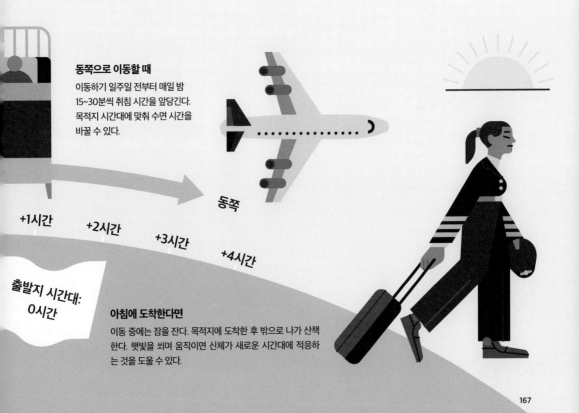

동쪽으로 이동할 때
이동하기 일주일 전부터 매일 밤 15~30분씩 취침 시간을 앞당긴다. 목적지 시간대에 맞춰 수면 시간을 바꿀 수 있다.

동쪽

+1시간 +2시간 +3시간 +4시간

출발지 시간대:
0시간

아침에 도착한다면
이동 중에는 잠을 잔다. 목적지에 도착한 후 밖으로 나가 산책한다. 햇빛을 쐬며 움직이면 신체가 새로운 시간대에 적응하는 것을 도울 수 있다.

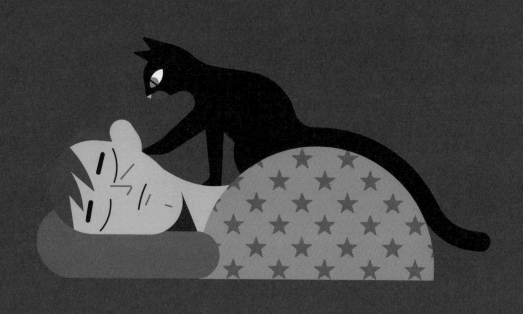

수면 환경

수면은 감각과정이다. 빛이나 소음, 침구, 그리고 온도와 같은 요소들이 수면이라는
행위에 영향을 미친다. 외부 수면 환경을 한층 더 쉽게 잠들 수 있고
수면에 방해가 되지 않는 공간으로 만들기 위해 우리가 할 수 있는 것은 많다.

공간을 정돈한다

깔끔하게 정리된 공간일수록
마음은 비우는 데 효과적이다. 아직
끝내지 못한 일들이 주변에 널려
있다면 휴식에 집중할 수 없다.

적절한 침구를 선택한다

편안하게 잠들 수 있도록 적당히
시원하되 잠든 상태를 유지할 수
있도록 적당히 따뜻해야 한다.
통기성이 좋은 섬유로 만든 침구는
체온 조절에 도움을 준다.

향이 머무는 공간을 만든다

라벤더 에센셜 오일을 디퓨저에
넣거나 물과 섞어 베개에 뿌리면
회복 효과가 있는 서파수면을
연장할 수 있다.

조명은 어둡게 한다

밤이 깊어짐에 따라 조명을
어둡게 조절하면 자연스럽게
졸음을 유도할 수 있다.

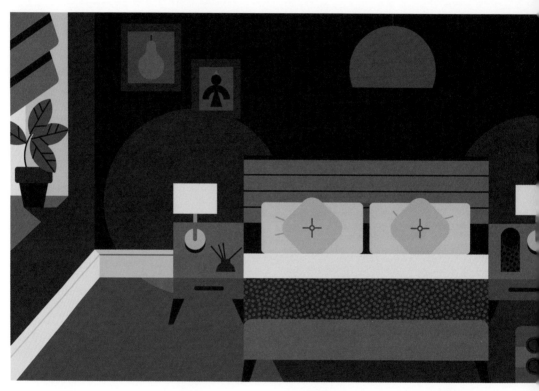

들으면서 잔다

눈으로 화면을 보다 보면 지나친
자극을 받을 수 있다. 반면 마음을
달래주는 이야기나 팟캐스트,
또는 자연의 소리에 귀 기울이면
차분해지고 잠도 잘 온다.

침실을 푸르게

실내용 화초는 공기를 정화한다.
칼라데아는 밤에는 잎을 닫았다가
아침이 되면 다시 활짝 여는데,
우리의 신체 리듬과 많이 닮아있다.

날이 밝으면 일어난다

일어나는 일이 하기 싫은
숙제처럼 느껴질 때는
커튼을 열어 아침 햇빛이
기상 호르몬을 깨우도록 한다.

침대를 정리한다

일어나자마자 침대를 정리하면서
마음속으로 간밤의 일을 떨쳐버린다.
다음 취침 시 안락한 침대에
얼른 눕고 싶은 마음이 생길 것이다.

침실이 수면을 위한 안식처가 되려면 어떻게 해야 할까?

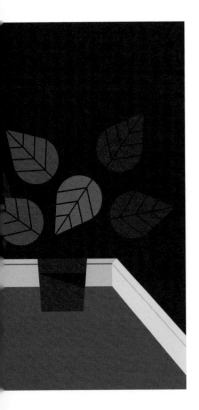

가장 이상적인 침실이란 해야 할 일들로 가득한 일상으로부터 몸을 숨길 수 있는 피신처이고, 하루를 시작하는 고요한 공간이자, 밤이 되면 돌아가 휴식과 재충전을 하는 안식처이다.

침실을 숙면할 수 있는 안식처로 만들 때는 수면이 감각과정이라는 사실을 기억해야 한다. 새롭게 꾸밀 환경이 모든 감각을 진정시키고 만족을 주는 것이 핵심이다. 이렇게 탄생한 공간은 스트레스를 누그러뜨리는 데 도움이 될 것이다. 감각을 과도하게 자극하는 요소가 없으므로 몸과 마음이 편안하게 휴식을 준비할 수 있다.

감각의 오아시스를 만들려면

· **시각**: 보는 즐거움이 있는 공간인가? 침대를 보면 뛰어들고 싶어지는가? 만약 그렇지 않다면 변화를 꾀할 때이다. 보기만 해도 편안한 환경을 조성하기 위해 꼭 거금을 투자할 필요는 없다.

· **촉각**: 침대 시트, 베개, 잠옷, 발 밑에 놓인 카펫 등 피부에 닿는 것이라면 무엇이든 기분이 좋아지는 물건일수록 좋다. 피부는 우리 몸에서 가장 큰 장기이자 편안함의 척도이다.

· **청각**: 침실의 소리는 양질의 수면을 결정하는 데 있어 중요한 역할을 한다. 거리 소음을 듣고 스트레스를 받거나 깜짝 놀라 잠에서 깨어나는 사람이 있는 반면, 주변에 정적이 흐르면 불안을 느끼고 잠들지 못하는 사람도 있다. 내게 가장 잘 맞는 환경을 찾아보자.

· **후각**: 후각 신경에서 보내는 향기 신호는 감정을 다스리는 뇌 영역과 바로 연결되므로 수면에 영향을 미칠 수 있다. 침실에서 기분 좋은 향기가 나는 것이 좋다. 빨래 바구니 맨 아래에 깔린 운동복이나 공기 중에 남아있는 야식 냄새가 에너지 재충전을 위한 수면에 도움이 될 리가 없다.

왜 겨울이 되면 수면 시간이 길어져야 할까?

점점 해가 짧아지고 어둠이 빨리 내리기 시작하면 온몸이 축 처지고 아침마다 침대 위에 몸을 웅크린 채로 가만히 있고 싶은 기분이 든다.

겨울이 찾아오면 필요한 수면량이 늘어나는 것 같은 기분이 드는 이유가 있다. 인류는 빛을 비롯해 생체시계에 영향을 주는 외부 신호에 반응하도록 설계되어 있기 때문이다. 이를 차이트게버라고 한다. 겨울에는 해가 짧아지고 햇빛 밝기도 어두워진다. 이는 정상적인 수면/기상 주기의 타이밍을 엉망으로 만들고 에너지를 떨어뜨릴 수 있다.

계절의 변화에 쉽게 적응하지 못하고 유독 힘들어 하는 사람들은, 특히 가을과 겨울로 넘어갈 때 큰 어려움을 겪는다. 많게는 5명 중 1명이 주기적으로 재발하는 우울증인 '계절성 정서 장애' 증상을 하나 이상 경험한다. 가벼운 증상은 '겨울철 우울증'이라고 한다. 일부 환자들은 겨울철에 정상적인 생활이 불가능할 정도로 심각한 증상이 나타나기도 한다.

계절성 정서 장애의 원인은 아직 정확하지 않다. 어떤 이론에 따르면 유증상자 일주기리듬이 빛에 늦게 반응하면서 체내 멜라토닌과 세로토닌 조절 능력이 저하되고, 이것이 수면과 기분에 영향을 준다고 한다. 어떤 연구에서는 계절성 정서 장애 환자 80%가 주간 졸음과 낮잠이 동반되는 주기적 수면 과잉 상태인 '과수면증' 증상을 보였다. 또 절반 이상이 겨울에는 매

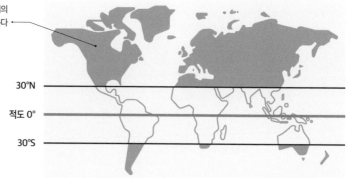

적도 지방의 북쪽과 남쪽에 위치한 회색 지역은 계절성 정서 장애의 영향을 가장 많이 받는다

겨울철 주간 일조 시간

적도에서 북쪽 또는 남쪽으로 위도 30°를 넘는 지역의 경우 겨울철 낮이 짧아지고 밤은 길어진다. 남극과 북극은 일조 시간이 거의 없다. 제한된 햇빛이 계절성 정서 장애를 유발해 수면 장애로 이어지기도 한다.

30°N

적도 0°

30°S

일 2시간씩 더 잔다고 대답했다. 핀란드의 연구 결과를 살펴보면, 겨울에 시작되는 계절성 정서 장애를 겪는 사람들은 악몽과 불면증에 시달릴 위험이 더 높다고 한다. 또 다른 다른 증상으로 식욕 증가, 탄수화물에 대한 갈망, 무기력증, 활동성 저하, 집중력 감소, 슬픔, 잦은 눈물 등이 있다.

겨울을 견디는 전략

· **자연 햇빛을 최대한 활용한다.** 매일 10분씩 밖으로 나가 산책한다. 실내에서는 되도록 창문 옆에 앉는다.

· **평소 수면/기상 루틴을 규칙적으로 지킨다.** 여름철 수면량을 유지한다.

· **운동**은 기분을 좋게 만든다고 알려져 있다. 운동 시간을 정해두면 일주기리듬을 정상으로 되돌리는 데 도움이 된다.

· **광선 치료**는 효과가 입증된 계절성 정서 장애 치료법이다. 아침 시간에 환자는 햇빛처럼 매우 밝은 빛이 나오는 조명 상자 가까이에 앉는다. 뇌의 신경전달물질을 자극하고 일주기리듬을 원래대로 되돌리는 데 도움을 준다. 항상 의사 혹은 수면 전문가의 지도 아래 광선 치료를 활용해야 한다.

여름철 백야

고위도 지역은 여름철에 하루 종일 해가 지지 않는데, 이는 수면을 매우 어렵게 만든다. 노르웨이 오슬로에서는 여름철에 최대 19시간 햇빛이 지속되고, 북극권 도시 트롬쇠는 5월부터 7월까지 해가 아예 지지 않는다. 날이 점점 어두워지면 이를 신호로 인식해 졸음 호르몬인 멜라토닌이 촉진되어야 하는데, 이 과정이 정상적으로 이루어지지 않아 많은 사람들이 백야 동안 수면 장애를 호소한다. 저녁 시간에 선글라스를 착용해 햇빛을 차단하면 수면에 도움이 된다고 알려져 있다.

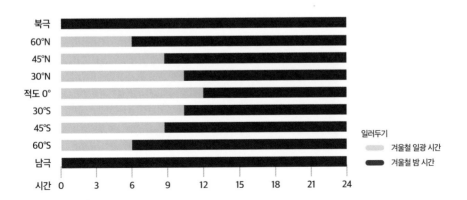

일러두기	
	겨울철 일광 시간
	겨울철 밤 시간

보름달이 수면에 영향을 미칠 수 있을까?

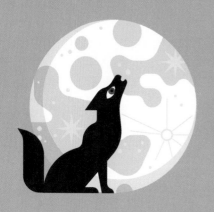

수 세기 동안 보름달은 호기심의 대상이자 미신의 소재가 되었다. 그중 하나가 보름달 때문에 잠자리가 어수선해질 수 있다는 말이다.

전설 속 늑대인간부터 범죄율 증가, 수면 장애, 심지어 정신 이상에 이르는 온갖 현상의 원인으로 보름달이 지목되고는 한다. 실제로 미치광이를 뜻하는 영어 단어인 lunatic은 '약간 미친 것 같은'이라는 의미의 라틴어인 lunaticus에서 파생되었다.

자연 현상의 경우 달의 리듬이 어느 정도 영향을 주는 것은 사실이다. 보름달이 뜨면 지구의 중력이 증가하면서 조석간만의 차가 가장 크다. 호주 그레이트 배리어 리프 산호초의 집단 순산기 또한 매년 겨울 보름달을 기준으로 나타난다. 반면 사람의 경우는 다르다. 전설에 나오는 것처럼 보름달이 우리의 행동에 지대한 영향을 미친다는 과학적 증거는 불충분하다.

불가사의하거나 초자연적인 현상이 원인이 되어 보름달과 수면 부족 사이에 연관성이 생겨난 것이라고 단정하기는 어렵다. 오히려 훨씬 더 간단한 이유, 즉 확증 편향 때문일 수도 있다. 확증 편향이란 새로운 정보가 자신의 기존 신념과 일치할 때 더욱 쉽게 수용하고 기억하는 성향을 가리킨다. 예를 들어 잠을 설칠 때마다 보름달이 뜬다면 단순한 우연이라고 생각하는 대신 달의 초자연적인 힘 때문이라고 확신하는 것이다. 편리하게도 보름달이 뜨지 않아도 불면을 겪었던 밤들은 잊어버린 채 말이다.

달 또한 광원이다. 빛은 기상 반응을 촉진하므로(172~173쪽 참고), 밤이 되면 인공 조명을 쓰지 않는 곳의 경우 보름달이 수면을 방해할 수 있다. 이 점을 감안할 때 도시에 살고 있는 사람이 보름달 때문에 잠을 설칠 확률은 거의 없다고 봐야 한다. 반대로 밤이 어두운 시골 지역 주민이라면 잘 때 커튼을 쳐야 보름달의 영향으로부터 벗어날 수 있다.

블루라이트가 수면에 영향을 미칠까?

모든 형태의 빛은 잠이 드는 과정을 방해할 수 있다. 그렇다면 디지털 기기에서 나오는 블루라이트 역시 수면에 좋지 않은 영향을 미칠까?

수면과 기상에 있어 빛은 매우 중요한 역할을 한다. 우리의 눈은 해가 뜨고 지는 것을 관찰해, 때에 맞춰 호르몬을 분비하라는 신호를 뇌로 보낸다. 이러한 과정을 통해 수면/기상 주기가 조절된다(172~173쪽 참고).

눈 수용체가 파장이 짧은 블루라이트를 더 빨리 흡수한다는 걸 몇몇 과학적 증거들이 뒷받침한다. 때문에 다른 색상의 빛보다 블루라이트에 더 예민하게 반응한다.

블루라이트가 생체시계에 혼란을 가져올까?

앞서 살펴본 증거를 바탕으로 밤 시간 디지털 기기의 사용으로 인해 블루라이트에 노출되면, 뇌가 낮 시간이라고 착각한다는 이론이 점점 더 설득력을 얻고 있다. 착각에 빠진 뇌가 졸음 호르몬인 멜라토닌 분비를 억제하고 자연적 수면을 방해한다는 것이다. 가설적으로 가능한 주장이지만, 실제로는 디지털 기기에서 나오는 빛의 양이 매우 적을 뿐더러 생체시계를 속일 만큼 밝지 않다. 블루라이트는 수면 리듬에 미치는 자연광의 강력한 영향력을 따라잡지 못한다. 한밤중에 스마트폰을 잠시 사용한다고 해서 우리 몸이 아침이라고 믿는 일은 일어나지 않는다.

대부분 사람들은 매일 충분한 양의 자연광에 노출되므로 디지털 기기의 블루라이트가 미칠 수 있는 영향이 상쇄된다. 야간 근무 등으로 인해 햇빛을 많이 쬐지 못하고 있다면, 이미 수면/기상 주기를 조절하는 데 문제가 발생했을 수 있다. 이런 경우 블루라이트가 잠을 방해할 수 있으므로 취침 한두 시간 전부터 디지털 기기 사용을 줄이는 것이 좋다.

블루라이트 차단 제품을 써야 할까?

블루라이트가 수면을 방해할 확률은 낮은 편이나, 눈을 피로하게 만든다는 연구 결과가 있다. 화면을 보는 시간이 많다면 블루라이트 차단 효과가 있는 안경이나 스크린 보호 필름 등을 사용해보자. 블루라이트를 일부 차단하고 흡수해, 눈에 무리가 덜 간다.

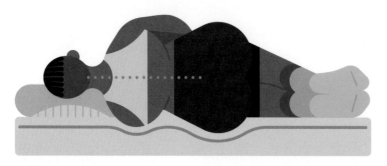

등에 좋은 매트리스
목과 가슴, 그리고 허리가 일직선이
어야 척추 역시 곧게 유지되고 힘이
들어가지 않으므로 허리 통증을 최
소화할 수 있다.

어떤 종류의 매트리스와 베개가 가장 좋을까?

인생의 3분의 1을 잠을 자면서 보낸다면, 잘 맞는 매트리스와 베개를 찾는 데 시간을 투자할 가치가 있다.

기상했을 때를 떠올려보자. 어깨나 허리가 아팠던 적은 없는가? 너무 덥지 않은지 혹은 어떤 자세로 깼는지도 떠올려보자. 옆으로 누운 자세, 등을 바닥에 대고 누운 자세, 엎드려 누운 자세 모두 좋은 매트리스를 고르는 기준은 같다. 척추와 목이 일자가 되어야 하고 받치는 힘이 단단하며 엉덩이와 어깨 등 맞닿는 부분이 눌리지 않고 편안한 매트리스가 이상적이다.

매트리스 충전재는 메모리폼, 스프링, 젤, 라텍스, 다층 구조의 하이브리드 매트리스 등 다양하다. 부드럽고 폭신한 소프트부터 딱딱한 엑스트라펌까지 취향에 따라 고를 수 있다. '오소피딕(orthopedic)' 제품은 몸을 단단하게 지탱하고 체중을 골고루 분산시킨다. 메모리폼은 신체 굴곡을 따라 형태가 잡혀 피부에 대한 압력이 줄어들지만, 척추가 무너지는 단점이 있다. 하이브리드 매트리스는 단단하게 잡아주는 힘과 편안함을 둘 다 충족시킨다. 양모나 젤과 달리 폼과 라텍스는 체열을 가두는데, 폐경기 때 숙면을 취하도록 돕는다. 하이브리드, 스프링이 하나씩 개별적으로 싸여있는 포켓스프링, 폼, 신체 부위에 따라 받쳐주는 힘이 다른 매트리스는 뒤척여도 움직임이 옆 사람에게 전달되지 않는다.

베개의 경우 등을 바닥에 대고 정자세로 자는 사람은 머리를 앞으로 밀지 않는 제품을 선택해야 한다. 엎드려서 자거나 옆으로 누워 자는 사람은 목과 척추를 일자로 유지해주는 베개가 좋다.

중력 이불이 수면에 효과가 있을까?

중력 이불은 속에 구슬이나 알갱이가 들어있는 제품으로 휴식과 진정을 돕는다. 무게가 있는 편이라 포옹같이 기분 좋은 압박감이 느껴진다.

중력 이불이 수면에 효과적인 건 고유 수용성 강한 압력 자극(proprioceptive deep pressure stimulation) 때문이다. 피부와 근육, 그리고 관절에는 열이나 추위, 고통, 그리고 압력에 반응하는 수용체가 있다. 고유 수용성 감각(proprioception)이란 이러한 수용체가 반응해 뇌로 정보를 전달하는 과정을 말하며, 그 결과 자신의 신체를 자각할 수 있다.

수면에 도움이 될까?

몸 위로 전달되는 중력 이불의 묵직한 압박감이 스트레스를 줄여주는 부교감신경계를 활성화하면, 뇌가 세로토닌과 도파민 같은 신경전달물질을 분비한다고 알려져 있다. 이러한 과정은 진정 작용을 한다. 불안과 심박수, 그리고 코르티솔이 모두 낮아지면서 양질의 수면을 유도한다.

중력 이불이 수면에 미치는 영향을 다루는 연구는 아직 많지 않다. 한 연구에 따르면, 특정 정신질환을 앓고 있는 환자의 불면증이 효과적으로 개선되었다고 한다. 중력 이불이 수면 장애에 어느 정도 도움이 될 수 있다. 그러나 수면 무호흡증이나 호흡 관련 질환이 있다면 중력 이불의 무게로 인해 폐의 팽창 운동이 제한된다. 따라서 의사와 먼저 상의한 후 중력 이불을 사용하는 것이 좋다.

무게가 주는 압박감
이불에서 오는 압력과 사람의 손길은 피부가 느끼기에 별 차이가 없다. 뇌에게 같은 신호가 전달된다.

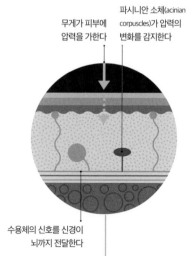

무게가 피부에 압력을 가한다

파시니안 소체(acinian corpuscles)가 압력의 변화를 감지한다

수용체의 신호를 신경이 뇌까지 전달한다

침대 위치가
수면의 질에
영향을 미칠까?

빛, 소음, 그리고 온도와 같은 환경적 요인들은 수면의 질과 관련이 있다. 그렇다면 침대 위치는 어떨까?

침대 위치의 선호도에 대한 연구는 그 수가 적은 편이다. 그래도 한 가지 분명한 점은 있다. 동물이 수면 장소로 안전한 곳, 즉 위험으로부터 멀리 떨어져 있는 동시에 새로운 위협을 한눈에 감지할 수 있는 장소를 선호하는 것처럼, 우리 역시 비슷한 생존 본능을 가지고 있다는 사실이다. 대개 우리의 생존 본능은 문과 창문에서 떨어져 있지만 눈으로 확인할 수 있는 위치에 침대를 배치하는 형태로 나타난다.

저절로 마음이 놓이는 조용하고 편안한 분위기는 긴장완화와 휴식을 돕는다. 이러한 분위기를 조성하는 것은 숙면을 위한 중요한 첫걸음이다. 현재 침대 위치가 안정감을 주는지 살펴보자.

풍수지리의 균형

안전하고 편안한 장소가 수면에 가장 좋다는 생각은 고대 중국에서 시작된 풍수지리 사상과 닮아 있다. '균형'을 통해 기의 긍정적인 흐름을 돕는 것이 풍수지리 사상의 핵심이다. 현대 풍수지리에 따르면 침대는 '커맨드 위치(command position)', 즉 문과 일직선이 아닌 대각선으로 배치하는 것이 좋다. 이때 침대에서 문이 보여야 한다. 침대 머리를 벽에 붙이면 흔들림이 없어 안정적이다. 그뿐만 아니라 자는 동안 뒤에서 공격받을 위험에 대비할 수 있는데, 이는 포식자로부터 스스로를 보호하려는 원시적인 본능에서 비롯되었다.

자기장

지구의 자기장과 침대 방향이 수면에 영향을 미칠 수 있다고 믿는 사람들이 많다. 고대 인도의 전통의학인 아유르베다에 따르면, 머리를 북쪽으로 두고 자면 긍정적이 에너지가 충돌하면서 수면을 방해한다고 한다. 그러나 이를 뒷받침할 과학적 근거는 많지 않다. 실제로 다른 연구 결과를 살펴보면 지구의 자기장과 일직선을 이루는 북-남 방향이 아유르베다가 추천하는 동-서 방향보다 더 깊고 편안한 수면을 유도한다는 점을 알 수 있다.

사실 침대 방향이 수면 장애의 주요 원인일 가능성은 희박하다. 침대 위치를 바꾸는 것에서 한 단계 더 나아가 침실 전체를 편안하고 따뜻한 공간으로 꾸미면(170~171쪽 참고), 숙면을 보장하는 좀 더 효과적인 방법이 될 것이다.

최적의 침대 위치는?

창문이나 문에서 적당히 떨어져 있지만 여전히 시야에 들어오는 위치에 북-남 방향으로 침대를 두면, 원시적 본능을 가지고 있는 뇌가 안전함을 느끼고 좀 더 편안하게 잠들 수 있다.

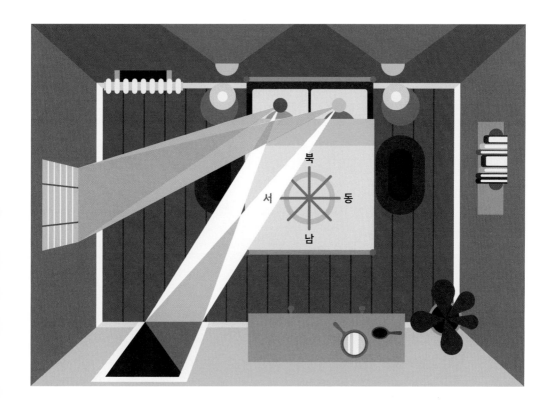

잘 때 창문은 닫아야 할까, 아니면 열어두어도 괜찮을까?

취침 시에 창문을 열어두면 많은 장점이 있다. 하지만 단점도 감수해야 한다. 개인적으로 필요한 부분과 주변 상황을 고려해 결정하면 된다.

앞서 살펴보았듯 적당히 시원한 온도는 숙면에 도움을 준다. 여름철에는 창문을 열어둔 채 잠자리에 들면 전반적인 수면의 질을 높이는 데 효과적이다. 단, 기후가 더운 지역의 경우 창문을 열면 오히려 실내 온도가 올라갈 수 있으니 유의해야 한다.

이불과 몸 사이에 갇힌 열이 다시 순환함에 따라 침실 안 공기가 빠르게 오염되거나 탁해지기 쉽다. 수면을 방해하는 장애물이 될 수 있으므로 창문을 열어 환기시키는 것이 좋다. 특히 방 크기가 작을수록 더욱 중요하다. 침구를 주기적으로 바람에 말리거나 교체하면 퀴퀴한 냄새를 제거하는 데 도움이 된다.

밤 사이 이산화탄소를 내쉬는 동안 실내 농도가 올라가는데, 창문을 열고 환기시킬 때까지 높게 유지된다. 이산화탄소 농도가 높다고 해서 건강에 해로운 것은 아니다. 그러나 한 연구에서 침실 내 이산화탄소 농도가 낮을 때 공기가 더 상쾌하게 '느껴지고' 수면의 질도 향상되는 것으로 나타났다. 또한 다음 날 덜 졸리고 집중력도 개선되었다.

창문을 닫아야 할 때

창문을 열고 잔 후에 알레르기 비염과 같은 알레르기 증상이 심해져 잠을 설치는 경우도 있다. 목 안이 따갑거나 근육에 통증을 느끼는 사람들도 있다. 찬바람이 목 근육이 경련하는 사경증을 유발하기 때문일 수도 있다. 열 치료와 마사지를 단독으로, 또는 병행해서 활용하면 증상 완화에 효과적이다. 창문을 열고 자면 이러한 증상이 나타나거나 동네가 안전하지 않아 걱정된다면, 침실 방문을 열고 잠자리에 들어도 좋다. 공기 흐름을 개선하고 숙면을 유발한다.

창문을 열어두면 수면의 질이

50%까지

개선된다.

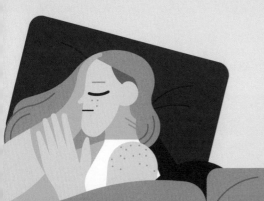
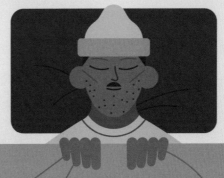

침실의 적정 온도는 몇 도일까?

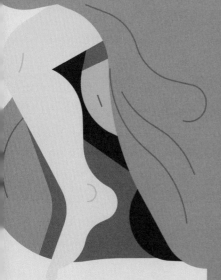

성인의 경우 침실의
적정 온도는
16~18°C

우리 몸은 체온을 어느 정도 스스로 조절할 수 있다. 그래도 외부 환경은 숙면을 돕거나 또는 방해할 수 있으므로 여전히 중요하다.

연구 결과에 따르면 취침 시 이상적인 실내 온도는 예상보다 낮다고 한다. 지나치게 따뜻하면 수면을 유도하는 호르몬의 분비가 억제되기 때문이다. 환기 역시 중요하다. 온도를 조절하는 가장 효과적이고 저렴한 방법은 바로 창문을 여는 것이다(180쪽 참고). 물론 기후가 극단적인 지역은 예외이다. 여름에는 가벼운 이불이나 담요로 바꾸는 것이 좋다. 선풍기나 에어컨, 또는 가습기는 온도를 낮추고 공기를 순환시키는 데 효과적이다.

추웠다가 더웠다가

배우자와 선호하는 침실 온도가 다른 경우를 종종 볼 수 있다. 모두를 만족시키는 균형을 찾으려면 여러 번의 시행착오를 겪는 수밖에 없다. 연구 결과를 살펴보면 여성이 남성보다 추위에 더 취약한 것으로 나타난다. 에스트로겐 수치가 더 높기 때문인 것으로 풀이된다. 또한 생리 주기에 따라 여성의 심부 체온이 오르내림을 반복하기도 한다.

일반적으로 침실 온도를 낮게 설정하는 것이 문제 해결에 도움이 된다. 추위를 느끼는 사람이 다시 잠들기 위해 체온을 올리는 방법이, 더위를 타는 사람이 잠을 잘 수 있을 만큼 열을 식히는 방법보다 더 쉽기 때문이다. 두께가 다른 이불을 따로 덮는 것도 좋은 해결책이 될 수 있다. 침대를 반으로 나누어 한쪽만 온도 조절을 할 수 있는 전기매트나, 마찬가지로 한쪽만 시원하게 만들어 주는 쿨링패드도 유용하다.

잘 때 어떤 옷을 입는 것이 좋을까?

체온이 수면에 상당한 영향을 미친다는 연구 결과에서 알 수 있듯이, 어떤 잠옷을 선택하는지에 따라 수면의 질이 달라질 수 있다.

체온은 잠들거나 잠든 상태를 유지할 수 있도록 돕는다(76~77쪽 참고). 몸에 딱 붙는 옷은 체온을 쉽게 상승시킨다. 그 결과 수면에 필요한 신호를 제대로 전달되지 못한다. 잠이 든 이후에도 너무 덥거나 추우면 저절로 눈이 떠진다. 면이나 대나무처럼 통풍이 잘되는 소재의 잠옷을 준비해보자. 자는 동안 체온을 적절하게 조절할 수 있다.

불편하거나 움직이기 어려운 잠옷은 수면에 큰 도움이 되지 않는다. 적당한 잠옷을 찾기 어렵다면 아무것도 입지 않은 상태로 잠자리에 드는 것도 방법이다. 어쩌면 가장 안락하고 편안한 선택이 될 수 있다. 그런가 하면 잠옷을 입는 행위가 취침 시간을 알리는 일종의 의식이라고 여기는 사람은 잠옷과 수면을 긍정적으로 연상한다.

속옷의 장단점

딱 붙는 속옷은 시원해야 할 곳을 따뜻한 온도로 만들어버릴 수 있으므로 피하는 것이 좋다. 생식기 건강을 생각한다면 헐렁한 박스형 속옷이나 반바지를 입는 것이 좋다. 정자 수를 유지하는 데 도움을 준다. 편안하기 때문에 혹은 가슴 처짐을 예방하기 위해 브래지어를 입고 자는 것을 선호하는 사람도 있다. 하지만 연구 결과에 따르면 브래지어 착용 여부와 유방 조직의 탄력은 아무런 관계가 없는 것으로 나타났다.

양말을 신고 자면 혈압은 낮추는 효과가 있는데, 이는 곧 우리 몸이 잠잘 준비를 하도록 돕는다. 최근 연구 결과를 보면 시원한 방 안에서 양말을 신고 자면 수면의 질이 향상된다는 점을 알 수 있다. 참여자의 심부 체온이 안정적으로 유지되었으며, 잠이 드는 과정도 훨씬 수월한 것으로 나타났다.

" "
한 연구에서
실내 온도를
시원하게 유지한 채
수면 양말을 신도록
했더니 수면 시간이
32분 늘어났다.

반려동물과
한 침대에서
자도 될까?

반려동물과 함 침대에서 자는 결정은 정서적인 장점과 물리적·실질적인 단점 사이에서 균형을 찾을 수 있는지에 달려 있다.

개와 고양이가 정서적 안정감과 만족감을 준다는 것은 반박할 여지가 없는 사실이다. 반려동물과 물리적으로 가까이 생활하는 것 역시 장점이 이미 입증되었다. 고양이가 가르랑거리는 소리의 진동은 25에서 150 메가헤르츠(MHz) 사이이다. 이는 초음파 치료에서 뼈와 연조직을 치료할 때 사용하는 진동수와 같다. 수면 전문가들은 외상 후 스트레스 장애 환자가 악몽이나 불안과 관련된 수면 문제를 개선하는 데 정서적 지원견(emotional-support dogs)의 도움이 큰 역할을 할 수 있다고 설명한다.

> **" "**
> 취침 직전 고양이에게
> 밥을 주면, 방해 받지
> 않고 자는 데 도움이
> 될 것이다.

수면 동반자

한 연구에서 개와 침대는 달라도 같은 방에서 잔 사람의 경우 수면 효율성(잠든 상태에서 보낸 시간)이 탁월할 것으로 나타났다. 반면 개와 한 침대에서 잔 사람은 잠을 살짝 설쳤다. 반려동물의 크기와 수도 중요하다. 고양이는 상대적으로 몸집이 작지만 야행성 동물이므로 밖에 나가고 싶거나 놀이 시간 또는 음식을 원할 때 주인을 깨우기도 한다.

잠귀가 밝거나 알레르기가 있다면 반려동물과 따로 자는 것이 좋다. 배우자가 반려동물이 침대에 올라오는 것을 반가워하지 않을 수 있다. 말싸움은 잠을 파괴하는 스트레스 호르몬 분비를 촉진한다는 점을 기억하자. 나아가 반려동물의 수면 패턴이 잠을 자는 데 영향을 미칠 수 있다. 연구 결과에 따르면 스트레스를 받거나 지루함 또는 외로움을 느끼는 개는 활발하고 행복한 개보다 수면의 질이 떨어지는 것으로 나타났다. 반려동물이 잠을 못 자고 뒤척이면, 주인 역시 잠을 설칠 수 있다.

잠을 잘 때 무엇을 듣는 것이 좋을까?

자장가와 잠들기 전 이야기 책을 읽어주는 것은 아기와 아이들이 잠들 도록 달래는 데 오랫동안 사용된 방법이다. 팟캐스트, 맞춤형 음악 및 수면 앱은 이러한 유서 깊은 기술의 성인 버전이라고 할 수 있다.

연구에 따르면 자면서 콘텐츠를 들으면 심장과 호흡을 늦추고 혈압을 떨어 뜨리며 근육을 이완하는 효과가 있다고 한다. 물론 콘텐츠 선택을 현명하 게 하는 것이 관건이다.

• **느릴수록 좋다.** 템포가 60~80bpm인 음악이나 연설은 안정 상태일 때 의 심박수와 거의 비슷해 신체적·정신적 진정 효과가 있다고 알려져 있다. 유명한 클래식 음악이나 대중 음악의 bpm을 정리해둔 웹사이트를 참고해 적당한 콘텐츠를 고른다.

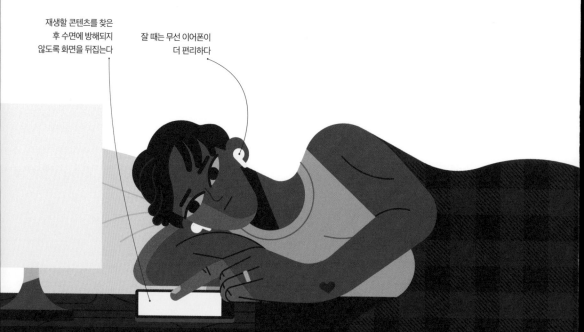

재생할 콘텐츠를 찾은 후 수면에 방해되지 않도록 화면을 뒤집는다

잘 때는 무선 이어폰이 더 편리하다

- **낮을수록 좋다.** 대부분 깊고 차분한 목소리를 들을 때 잠이 더 잘 온다고 말한다. 성인을 위한 이야기를 읽어주는 팟캐스트에도 대개 따스한 바리톤의 목소리가 자주 등장해 느린 속도로 이야기나 글을 낭독한다.

- **과도한 자극은 피한다.** 지나치게 재미있거나 흥미로운 콘텐츠는 피하는 것이 좋다. 댄스 음악이나 논란의 여지가 있는 주제, 또는 배꼽이 빠질 정도로 웃긴 코미디는 취침 직전 듣기에 적절하지 않다.

좋은 것도 많으면 과하다

수면에 효과가 탁월한 팟캐스트나 음악을 찾게 되면 의존하게 되는 것이 당연하다. 그러나 콘텐츠를 들을 때마다 반응이 조금씩 시들해지고 결국 시간이 지나면 효과가 떨어진다. 믿고 의지하던 수면 보조 도구가 쓸모 없어질까 봐 걱정하다 보면 불안의 크기가 늘어나고, 결국 기존에 있던 수면 장애가 악화된다.

 이런 경우 불면증 인지행동치료(132~133쪽 참고)가 도움이 될 수 있다. 온라인 치료와 대면 치료 모두 외부 도구에 의존해 잠드는 습관을 바로잡는 데 효과적이다.

수면 앱의 종류

- **스트레스 해소용:** 유도된 명상이나 시각화 훈련, 자가 최면 방법 등을 제공하는 앱은 몸과 마음의 긴장을 푸는 데 도움이 된다. 일기 앱 역시 자기 전에 생각을 정리할 수 있도록 돕는다.

- **배경소음:** 백색 소음이나 핑크 노이즈를 들을 수 있는 앱은 길거리 소음처럼 잠을 방해하는 거슬리는 소리를 효과적으로 차단한다. 189~189쪽에 더욱 자세한 내용이 나와 있다.

- **자연의 소리:** 빗소리나 파도소리, 낙엽이 바스락거리는 소리 등 자연에서 들을 수 있는 은은한 소리들은 예측 가능한 일관된 리듬을 가지고 있어 뇌를 진정시키는 데 탁월하다. 스트레스 반응을 줄이고 긴장을 풀어 수면을 준비할 수 있도록 도와준다.

침묵에 빠지다

대부분의 스마트폰과 앱은 재생 시간 설정 기능을 제공한다. 먼저 콘텐츠가 15~20분 동안 재생되도록 시간을 설정한다. 종료된 후에도 잠이 오지 않는다면 재생 시간을 더 길게 설정한다.

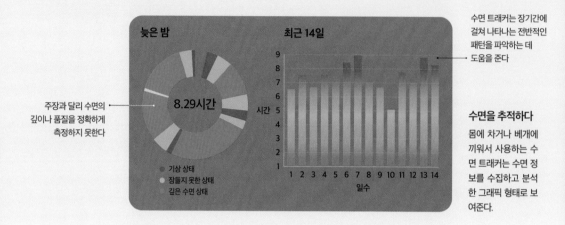

늦은 밤

8.29시간

● 기상 상태
● 잠들지 못한 상태
○ 깊은 수면 상태

주장과 달리 수면의 깊이나 품질을 정확하게 측정하지 못한다

최근 14일

시간

일수

수면 트래커는 장기간에 걸쳐 나타나는 전반적인 패턴을 파악하는 데 도움을 준다

수면을 추적하다

몸에 차거나 베개에 끼워서 사용하는 수면 트래커는 수면 정보를 수집하고 분석한 그래픽 형태로 보여준다.

수면 트래커가
효과가 있을까?

수면 활동 기록 기기는 눈부신 발전을 이뤘지만, 수면 트래커가 수집하는 정보의 품질과 중독성에 대해 많은 과학자들이 우려를 표하고 있다.

수면 트래커는 취침 시간과 기상 시간, 실제 수면 시간을 기록한다. 각 수면 단계에서 머문 시간까지 측정한다고 주장하는 수면 트래커도 있지만, 수면 클리닉이라는 통제된 환경에서 사용하는 진단 도구인 수면 클리닉처럼 정확한 결과를 기대하기는 어렵다. 예를 들어 수면 트래커는 가장 얕은 단계에서 감지된 움직임을 바탕으로 각성 상태라고 잘못 해석하기도 한다.

수면 트래커는 숙면의 비결인 규칙적인 루틴을 실천하는 데 유용하다. 단, 수면 트래커가 제공하는 정보에 대해 균형 감각을 잃지 않아야 한다. 잘못하면 숫자에 집착해, 완벽함을 달성하지 못한다는 초조함과 불안함에 시달릴 수 있다. 이는 오소솜니아(orthosomnia)라고 부르는 수면 장애 증상으로 볼 수 있는데, 수면 정보에 대한 집착으로 인해 수면 장애 증상이 더욱 악화된다. 사실 가장 좋은 트래커는 우리 몸이다. 양질의 상태를 알려주는 가장 믿을 수 있는 신호는 눈을 뜨면 느껴지는 상쾌함과 활력이다.

잠들기 전 책을 읽으면 수면에 방해될까?

많은 사람들에게 자기 전 독서는 삶의 가장 큰 즐거움 중 하나이다. 자야 할 시간이지만 긴장을 풀고 생각을 멈추는 일이 쉽지 않다면, 좋은 책이 곧 좋은 친구가 될 수 있다.

취침 전 책을 읽는 습관에는 장점이 매우 많다. 특히 불안과 스트레스를 완화한다고 알려져 있다. 연구 결과를 살펴보면 자기 직전 읽은 내용을 기억할 가능성이 큰 것을 알 수 있다. 수면을 위해 눈을 감기 전 독서를 하면 긴장완화, 정보 습득, 그리고 기억력 강화가 동시에 이루어진다. 불면증을 겪고 있는 사람도 긴장을 푸는 루틴에 독서를 포함하면, 자극 호르몬인 코르티솔이 떨어지고 숙면을 취할 기회가 늘어난다.

• **침대에서의 독서**: 대부분 자기 전 책을 읽어도 수면에 영향을 받지 않는다. 다만 불면증 환자의 경우 다른 방에서 독서를 한 후 잘 준비가 되었을 때 침대로 돌아오는 것이 바람직하다.

• **종이책 또는 전자책?**: 종이책이 훨씬 낫다. 한 연구 결과에서 조명이 나오는 전자책을 30분 읽었더니 종이책을 읽었을 때보다 잠들 때까지 걸리는 시간이 10분 늘어났다.

• **훑어보기가 아니라 읽기**: 소셜미디어 화면을 내리며 확인하거나 뉴스 웹사이트를 훑어보는 것은 독서로 간주될 수 없다. 지나치게 자극적이고 스트레스를 유발할 가능성이 있다. 흡입력 있는 이야기를 읽는 것이 몸과 마음의 휴식에 훨씬 더 유익하다.

• **비소설 또는 소설?**: 소설이 가장 수면 친화적인 선택이다. 너무 무섭거나 감정적으로 힘겨운 내용은 피하는 것이 좋다.

68%

한 연구에서 단 6분 간의 독서 후 스트레스가 68% 감소한 것으로 나타났다.

소음이 수면에 미치는 영향이 사람마다 다른 이유는 무엇일까?

연구 결과를 살펴보면 환경 소음이 수면의 질에 미치는 영향이 생각보다 크다는 것을 알 수 있다. 또한 자는 동안 소음에 더 예민하게 반응하는 성향을 타고나는 사람들이 있다.

일반적으로 얕은 잠을 자는 2단계일 때 소음 때문에 깨어날 가능성이 크다. 2단계 수면은 총 수면 시간 중 절반 가량을 차지한다. 아이들과 중장년층이 자는 동안 소음에 더 취약하다.

자기 전, 그리고 자는 동안 뇌는 소음이나 빛 등 외부 자극에 대한 반응을 줄인다. 감각을 전달하는 부분이자 수면의 문지기인 시상에서 이러한 자극들을 걸러낸다. 짧은 파열 형태의 고주파 뇌파인 '수면 방추'도 이곳에서 만들어진다. 수면 방추는 외부 소음에 대한 뇌의 방음 능력을 결정한다. 주요 연구 결과를 보면 수면 방추를 더 많이 만들어내는 사람일수록 잠든 상태에서 핸드폰 벨소리처럼 갈수록 더 시끄러워지는 소리를 더 잘 견뎠다.

K-복합파(K-complex brainwaves)는 수면 방추가 만들어지기 전후로 일어나는 또 다른 뇌 활동으로, 소음에 대한 뇌의 흥분 반응을 억제한다고 알려져 있다. 사람에 따라 소음을 차단하는 K-복합파의 양이 다른데, 유전자가

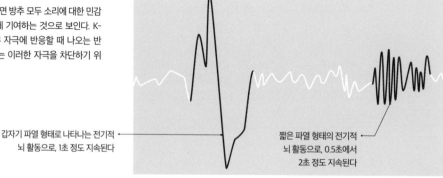

K-복합파   수면 방추

수면 방음

K-복합파와 수면 방추 모두 소리에 대한 민감도를 줄이는 데 기여하는 것으로 보인다. K-복합파는 외부 자극에 반응할 때 나오는 반면, 수면 방추는 이러한 자극을 차단하기 위해 나온다.

갑자기 파열 형태로 나타나는 전기적
뇌 활동으로, 1초 정도 지속된다

짧은 파열 형태의 전기적
뇌 활동으로, 0.5초에서
2초 정도 지속된다

가장 큰 원인이다. 또한 각자 잠을 방해하는 맞춤형 '트리거' 소음이 있을 수 있다. 한 연구 결과를 살펴보면 초보 엄마의 경우 알람 소리보다 아기 울음 소리를 듣고 더 쉽게 잠에서 깨는 것으로 나타났다.

소음을 차단하려면

· **여분의 베개와 카펫, 그리고 두꺼운 커튼**을 침실 안에 준비하면 소리 에너지를 흡수해 소음이 줄어든다. 거리 소음이 문제라면 침대를 외부 벽과 멀리 떨어진 곳으로 옮긴다.

· **귀마개**는 깊은 수면을 개선하는 효과가 있다고 알려져 있다. 부드러운 폼 소재의 귀마개가 더 편리하다. 귀마개를 사용으로 인해 귀지가 생길 수 있다. 소음 차단 이어폰과 헤드폰이 좋은 대안이 될 수 있으며 긴장이 풀리는 음악을 들을 때도 유용하다.

수면 친화적인 소음

많은 사람들이 잠이 들거나 잠든 상태를 유지하기 위해 사운드 머신이나 '백색 소음' 앱을 잠깐 또는 밤새 사용한다. 뇌파와 마찬가지로 소리의 주파수를 측정하는 단위는 헤르츠이다. 주파수마다 소음이라고 표현하며 백색이나 분홍색 등 다양한 색깔을 부여한다. 이론상으로 여러 주파수가 섞여 윙윙거리는 소리(선풍기 소리)를 배경 소음으로 계속 들으면, 갑자기 잠을 방해하는 소음을 가리는 데 도움이 된다. 하지만 백색 소음 효과에 대한 연구 결과가 일관적이지 못하다. '핑크 노이즈(분홍색 소음)'는 소리가 더 부드럽다. 높은 소리를 내는 요소들을 부드럽게 다듬었기 때문이다. 관련 연구가 아직 걸음마 단계이지만, 중장년층을 대상으로 한 소규모 연구에서 핑크 노이즈가 깊은 수면과 관련된 뇌 활동을 개선한다는 사실이 드러났다.

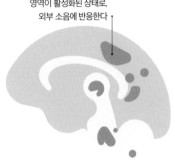

수면 방추가 없을 때
뇌에서 소리를 처리하는 영역이 활성화된 상태로, 외부 소음에 반응한다

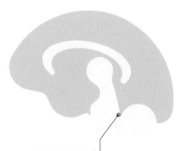

수면 방추가 있을 때
뇌에서 소리를 처리하는 영역이 외부 소음으로부터 고립되므로, 잠에서 깰 가능성이 낮아진다

수면 방추의 활동

뇌 영상을 통해 NREM 수면 단계에서 수면 방추가 활동하는 동안, 시상뿐만 아니라 소리를 처리하는 영역인 일차 청각 피질의 활동이 어떻게 감소하는지 확인할 수 있다.

어떤 알람 소리가 가장 좋을까?

사실 우리 몸의 자연적 시계인 일주기리듬이 가장 이상적인 모닝콜이다. 하지만 대부분의 사람들은 인공적인 방법에 의존에 매일 아침 현실 세계로 돌아온다.

눈을 뜨자마자 침대를 빠져 나오도록 생물학적으로 설계된 사람이 있는 반면에(78~79쪽 참고), 주요 연구 결과에서 알 수 있듯이 약 80%의 사람들이 주중에 알람 시계를 사용한다. 그리고 약 70%는 쉬는 날 최소 1시간은 더 잔다.

알람이라면 당연히 요란하게 울려야 한다. 특히 서둘러 일어나 준비해야 할 때는 시끄러워야 잠에서 깰 수 있다. 하지만 갑작스러운 소리에 반복적으로 노출되면 뇌가 학습을 통해 예측하게 된다. 그 결과 이른 아침 수면을 방해 받을 수 있다.

알람 소리를 정하려면

날카로운 '삐삐' 소리에 비해 멜로디가 있는 소리는 기운을 북돋아 준다. 다양한 소리에 대한 반응을 주제로 한 연구 결과에 따르면 소리가 높아졌다 낮아지는 멜로디는 사람들의 흥분과 인지를 높이고 덜 혼란스럽도록 만든다고 한다. 멜로디와 마찬가지로 리듬 역시 참여자의 각성 상태에 영향을 주는 것으로 나타났다. 아직 더 많은 연구가 필요하다고 덧붙였지만, 연구팀은 로큰롤 밴드 비치보이스의 노래 「Good Vibration」과 영국의 밴드 더 큐어의 「Close to me」가 수면 상태에서 각성 상태로 넘어가는 과정에 가장 효과적이었다고 밝혔다.

어떤 소리를 선택하든 다시 알림 버튼을 누르는 습관을 조심해야 한다. 오히려 더 오랫동안 비몽사몽인 상태가 유지될 수 있다(150쪽 참고). 해제 버튼을 누르려면 침대에서 일어나야 하는 거리에 알람을 두는 것이 좋다. 퍼즐을 풀거나 열심히 흔들어야 알람을 끌 수 있도록 만들어진 스마트폰 알람 앱도 있다.

알람을 대체할 수 있는 '기상 일출 장치(dawn simulator)' 또는 '선라이즈

(일출) 알람'은 기상 시간 30~60분 전부터 침실의 인공광을 서서히 밝힌다. 밖이 아직 어두워도 저절로, 그리고 효과적으로 일어나도록 유도하는 것이 기본 원리이다. 한 연구에서 평소에도 아침에 잘 일어나지 못하는 사람들에게 선라이즈 알람을 사용하게 했더니 머리가 맑은 기분이라고 대답했고, 실제로 반응 시간도 더 빨라졌다. 이러한 알람에서 나오는 빛은 계절성 정서 장애 등 수면 장애를 치료할 때 쓰이는 광선보다 훨씬 덜 강력하다 (172~173쪽 참고). 약하거나 중간 정도의 겨울 우울증 증상이 있는 사람에게 도움이 된다는 연구 증거가 있다.

선라이즈 알람 사용법

눈을 감은 상태에서도 빛을 감지하는 망막의 광수용기가 이제 일어나야 할 시간이라는 신호를 뇌에 있는 기준시계로 보낸다.

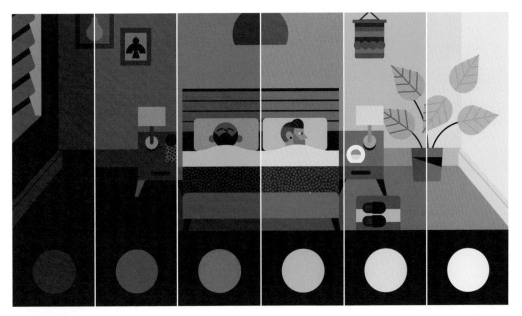

밝기가 약한 조명   밝기가 강한 조명

오전 7시   30분에 걸쳐 밝기가 점점 강해진다   오전 7시 30분

배우자와
취침 시간을
맞추어야 할까?

잠을 자지 않는 아이를 달래거나, 밀린 업무 이메일을 확인하거나, 또는 드라마를 정주행하며 쉬는 등 배우자가 잠자리에 든 후에도 홀로 깨어있을 이유는 많다.

대부분 사람들이 인생의 동반자와 함께 잠들 때 깊은 편안함과 안정감을 느낀다. 단순히 육체적인 것이 다가 아니다. 스트레스를 완화하고 감정적 교감을 나누며 관계에 대한 충족감을 느끼게 한다. 한 연구에서 수면 패턴이 다른 커플들이 부부 갈등을 더 많이 겪는 것으로 나타났다. 또 비슷한 수면 패턴과 다음 날 배우자에 대한 긍정적이 감정이 연관되어 있음을 보여주는 연구 결과도 있다.

하지만 배우자와 취침 시간을 맞추는 것은 어려울 수도 있다. 오히려 시간을 두고 각자 잠드는 것이 더 잘 맞는 커플도 있을 것이다. 먼저 혼자 잠든 후 배우자가 나중에 잠자리에 드는 것을 선호하는 경우도 있다. 불면증 증상이 있거나 상대방의 코골이와 이갈이가 심할 때 등을 예로 들 수 있다. 두 사람 모두 회복 효과가 있는 수면을 꾸준히, 그리고 충분히 취하는 것이 무엇보다 중요하다.

아침형 인간과 저녁형 인간

서로 크로노타입이 완전히 달라 배우자와 같은 시간에 졸린 적이 단 한 번도 없는 사람도 있다. 생물학적 크로노타입은 수면/기상 주기의 최고점과 최저점을 결정한다(78~79쪽 참고).

배우자와 크로노타입이 정반대인 경우, 취침 시간을 맞추려다 큰 혼란에 빠질 수 있다. 다행히도 대부분은 양극단의 중간에 속한다. 따라서 애정과 수면이라는 두 마리 토끼를 잡을 수 있는 타협점을 쉽게 찾을 수 있을 것이다.

서로 다른 수면 습관을 극복하려면

• 서로가 원하는 수면에 대해 솔직하게 터놓고 이야기한다. 크로노타입을 알고 이해하면 서운한 기분이 드는 것을 방지할 수 있다.

• 늦게 잠들거나 일찍 일어날 때 상대방을 깨우지 않도록 조심한다. 야간 조명을 쓰거나 화장실에서 옷을 갈아입는 방법 등이 있다.

• 취침 시간에 같이 있는 것이 불가능하다면, 이른 저녁에 시간을 내서 걷거나 껴안는 등 함께 있을 수 있는 기회를 만드는 것도 좋다.

“ ” ——————

커플을 대상으로 한
연구 결과에 따르면
같은 침대에서 자는 경우,
렘수면이 **10%** 더 늘어났고
중간에 깨는 횟수도 적었다.

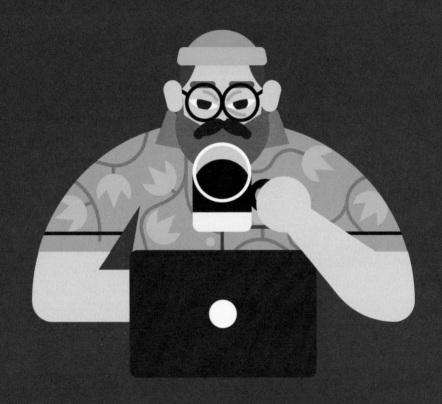

수면에 문제가 생겼을 때

수면 부족이 초래하는 심각한 문제들에 대해 어렵지 않게 듣게 된다.
양질의 수면과 건강이 밀접한 관계가 있는 것은 사실이나,
아무리 심각한 수면 문제라도 개선하거나 해결할 방법을 찾을 수 있다.

만성 수면 부족이 건강을 해칠 수 있을까?

수면 부족은 달리 예쁘게 포장할 방법이 없다. 양질의 수면이 부족하면 우리 몸은 여러 필수 기능을 제대로 수행하지 못한다.

수면은 신체의 수리점이다. 면역력을 유지하고 두뇌를 정화하며 새로 날이 밝으면 힘차게 하루를 시작할 수 있도록 착실하게 준비한다. 대부분 성인은 하루에 7~9시간 정도의 수면을 필요로 한다. 그러나 미국에서 진행한 한 연구 결과를 보면 약 3분의 1에 달하는 사람들이 6시간 이하로 잠을 자는 것으로 나타났다.

정신적, 감정적, 그리고 신체적 영향

항상 잠이 모자라면 정보를 불러오고 집중하는 능력이 현저하게 떨어진다. 또 깊은 수면이 부족하면 학습 능력, 의사 결정 능력, 그리고 스트레스 대응력이 하락한다. 연구 증거에 따르면 수면 부족으로 인한 피로는 직장에서 혹은 자동차 사고에도 영향을 미친다. 잠을 충분히 자지 못하면 신체 체계가 무너진다. 몸이 몹시 지칠 수밖에 없다. 세포적으로 볼 때 스스로를 치유할 기회가 주어지지 않는다. 하루 6시간 이하의 수면 시간이 지속될 경우 다양한 질환이 발생할 위험이 높아진다는 연구 결과도 있다. 또한 수면 결핍은 신체적 활동성 결여, 흡연, 또는 과음의 주요 원인이기도 하다.

회복 수면

이미 건강에 해로운 결과로 이어졌더라도 수면을 우선순위에 놓고 노력하면, 우리 몸은 수면 부족으로 인한 영향을 뒤집을 기회를 놓치지 않는다. 다양한 방법으로 총 수면 시간을 늘리면 엄청난 효과가 뒤따른다. 장기적인 수면 결핍을 만회하는 좋은 방법은 매일 취침 시간을 15~30분 앞당기는 것이다. 불면증 증상이 있다면 추천하지 않는다. 낮잠 또는 이따금씩의 늦잠이 전체 수면 시간 증가에 도움이 된다. 단, 부족분을 채워 넣기 위해 한 번에 5시간 이상 자는 것은 바람직하지 않다. 일어난 후 정신이 혼미하거나 나른한 기분이 들 수 있고 규칙적인 수면 패턴을 방해할 수 있다.

나는 수면 부족일까?

수면량을 늘려야 한다는 경고 신호를 예의 주시해야 한다.

- **신체적 증상**으로는 긴장성 두통, 이갈이, 과민성 대장증후군, 고혈압, 성기능장애 등이 있다.

- **심리적 영향**은 예민함, 조급함, 기억력 쇠퇴, 능률 저하, 불안, 우울감 등을 포함한다.

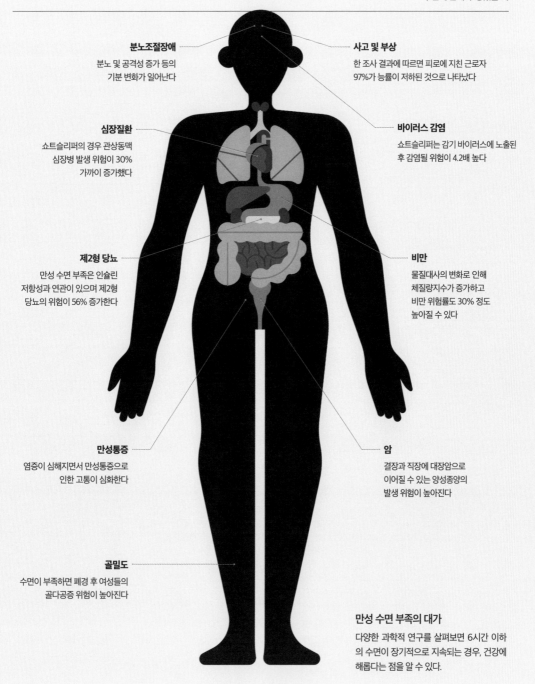

분노조절장애
분노 및 공격성 증가 등의
기분 변화가 일어난다

사고 및 부상
한 조사 결과에 따르면 피로에 지친 근로자
97%가 능률이 저하된 것으로 나타났다

심장질환
쇼트슬리퍼의 경우 관상동맥
심장병 발생 위험이 30%
가까이 증가했다

바이러스 감염
쇼트슬리퍼는 감기 바이러스에 노출된
후 감염될 위험이 4.2배 높다

제2형 당뇨
만성 수면 부족은 인슐린
저항성과 연관이 있으며 제2형
당뇨의 위험이 56% 증가한다

비만
물질대사의 변화로 인해
체질량지수가 증가하고
비만 위험률도 30% 정도
높아질 수 있다

만성통증
염증이 심해지면서 만성통증으로
인한 고통이 심화한다

암
결장과 직장에 대장암으로
이어질 수 있는 양성종양의
발생 위험이 높아진다

골밀도
수면이 부족하면 폐경 후 여성들의
골다공증 위험이 높아진다

만성 수면 부족의 대가
다양한 과학적 연구를 살펴보면 6시간 이하
의 수면이 장기적으로 지속되는 경우, 건강에
해롭다는 점을 알 수 있다.

197

항상 겪는
수면 장애, 도대체
뭐가 문제일까?

잠들지 못하거나 자다 깨기를 반복하고 너무 일찍 눈이 떠지는 문제를 지속적으로 겪어왔다면 불면증을 의심해봐야 한다. 엄청난 영향을 미치는 심각한 수면 장애이다.

불면증 증상을 겪어본 적이 있다면 도미노 효과처럼 일상생활이 하나씩 무너진다는 사실을 잘 알 것이다. 단순히 잠을 자지 못하는 증상을 넘어 주간 졸림, 예민함, 기억력 감퇴, 피로, 인간관계에서의 문제 등을 동반한다. 연구 결과에 따르면 전 세계 인구의 약 10~30%가 불면증에 시달린다. 일부 국가에서는 불면증 환자 비율이 많게는 60%에 달한다. 여성과 노인이 특히 취약한 것으로 보인다.

불면증의 원인은 무엇일까?

심리적 요인, 행동적 요인, 환경적 요인, 그리고 생물학적 요인까지 모두 복

불면증의 진행 단계

아래 도표와 같이 불면증은 대개 특정 사건에 의해 촉발된다. 발병할 때까지 위험 요소가 잠복하는 경우도 있다. 스트레스를 동반하는 기폭제를 감당하기 위해 불면증을 심화하는 행동을 하기도 한다. 이러한 행동이 고착화하면 만성 불면증을 일으킬 수 있다.

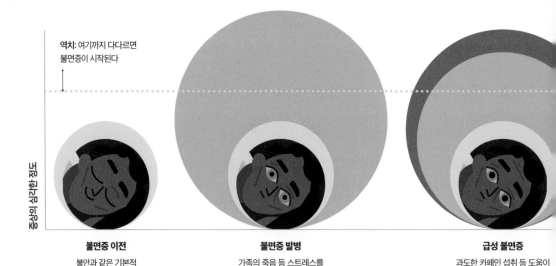

역치: 여기까지 다다르면 불면증이 시작된다

증상의 심각한 정도

불면증 이전
불안과 같은 기본적 위험 요소가 불면증의 위험을 높인다

불면증 발병
가족의 죽음 등 스트레스를 동반하는 기폭제로 인해 불면증의 역치에 다다르게 된다

급성 불면증
과도한 카페인 섭취 등 도움이 되지 않는 행동이 오히려 불면증을 고착화한다

합적으로 불면증 증상의 시작과 지속에 영향을 미치는 것으로 알려져 있다. 불면증 발생 위험을 높이는 요인들로는 불안, 우울감, 일부 처방 약물, 만성 스트레스, 노화로 인한 일부 호르몬 변화 등이 있다. 유전적 요인도 영향을 미친다는 연구 결과도 있는데, 불면증이 집안 내력이라고 주장한다.

이직으로 인한 스트레스 등 특정 사건들이 수면을 방해하고 불면증을 유발하기도 한다. 또는 교대 근무나 시차증 때문에 일정에 변화가 생겨도 불면증의 원인이 될 수 있다. 가끔 잠을 설치는 것은 매우 정상적이다. 스트레스가 심한 상황이 지나가거나 적응을 마치고 나면, 급성 불면증 또는 단기 불면증 증상이 대개 저절로 사라진다. 그러나 불면증이 만성 또는 장기적인 질환으로 악화하는 경우도 있다. 잠을 자지 못하는 상태가 4주 이상 지속되면 수면에 대한 생각이 이전과 달라지고 문제를 오히려 고착시키는 행동을 하게 된다. 카페인이나 알코올 섭취, 니코틴 사용 등은 장기 불면증을 부추긴다. 이 외에도 불규칙적인 수면 시간과 침대에 누워 소셜미디어를 지나치게 오래 보는 행동 역시 만성 불면증을 심화할 수 있다.

불면증은 굶주린 야수이다

불면증 증상이 시작되면 수면 습관을 바꾸고, 긴장이완 전략을 짜고, 또 올바른 수면 위생을 실천하는 것이 매우 중요하다. 초반에 시작하면 만성 불면증으로 심화되는 것을 막을 수 있다. 또한 급성 불면증은 지극히 정상적이라는 점을 스스로에게 상기시켜야 한다. 불면증은 공포를 먹고 자라나므로, 잠이 오지 않을까 봐 전전긍긍할수록 증상이 더욱 심해진다. 불면증 인지행동치료(132~133쪽 참고)는 매우 효과적인 테크닉 중 하나로, 기존 인식을 바꾸고 나쁜 습관과 수면에 관한 부정적인 생각을 바로 잡는 데 도움을 준다. 이를 통해 잠을 잘 자기 위해 몸과 마음을 돌보는 방법을 배우게 된다.

일러두기

⬤ 기본적 위험 요소

⬤ 기폭제가 되는 특정 사건

⬤ 불면증을 지속하는 행동

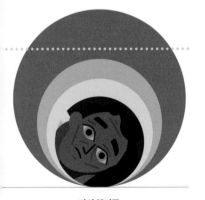

만성 불면증
도움이 되지 않는 행동을 교정하지 않으면
최초 스트레스 요인이 지난 후에도
만성 불면증이 지속된다

수면 부족으로 인해 판단력이 흐려질까?

중요한 결정을 내릴 때는 하룻밤 자면서 생각해보라는 말이 있다. 예로부터 전해져 내려오는 말이지만, 과학적으로도 증명이 가능하다.

우리가 정보를 처리하는 과정에 수면은 엄청난 영향을 미친다. 두뇌는 매우 복잡하고 상호 연결되어 있어 연구하기 어려운 영역이다. 개인마다 수면 니즈가 다르듯 과학적 발견도 내용이 다양하다. 연구 결과에 따르면 잠을 자지 않은지 17시간만 지나도 인지 능력과 반응 속도가 일부 국가에서 면허가 금지될 정도로 음주 수준만큼 떨어지는 것으로 나타났다.

신경과학자들이 확실하게 아는 사실은 수면 부족이 뇌의 전전두엽 피질에 특히 영향을 준다는 것이다. 전전두엽 피질은 문제 해결 능력, 판단력, 조직력, 계획력, 고도의 인지 능력이 필요한 일들을 수행하는 능력과 관련이 있다. 감정을 조절하는 내측 전전두엽 피질은 감정(특히 두려움)을 처리하고 스트레스에 반응하며 투쟁-도피 스트레스 반응을 유발하는 편도체와 밀접하게 연결되어 있다. 의사 결정에 필요한 정보를 효율적으로 저장하

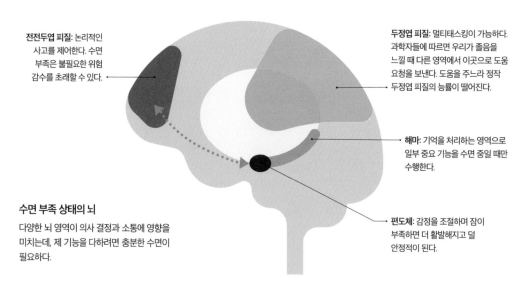

전전두엽 피질: 논리적인 사고를 제어한다. 수면 부족은 불필요한 위험 감수를 초래할 수 있다.

두정엽 피질: 멀티태스킹이 가능하다. 과학자들에 따르면 우리가 졸음을 느낄 때 다른 영역에서 이곳으로 도움 요청을 보낸다. 도움을 주느라 정작 두정엽 피질의 능률이 떨어진다.

해마: 기억을 처리하는 영역으로 일부 중요 기능을 수면 중일 때만 수행한다.

편도체: 감정을 조절하며 잠이 부족하면 더 활발해지고 덜 안정적이 된다.

수면 부족 상태의 뇌
다양한 뇌 영역이 의사 결정과 소통에 영향을 미치는데, 제 기능을 다하려면 충분한 수면이 필요하다.

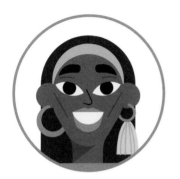

충분히 휴식을 취한 사람은
표정을 정확하게 해석했다

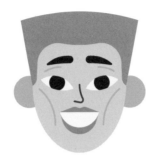

참여자가 이미지에 나온 사람의 표정을
보고 기분을 유추하도록 했다

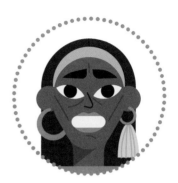

잠이 부족한 사람은
표정을 잘못 해석했다

려면 잠을 충분히 자는 것이 중요하다. 수면 주기와 수면 단계를 거치는 동안 뇌는 다양한 유형의 습득한 정보를 모아 기억으로 저장한다(54~55쪽 참고). 또한 수면 부족은 새로운 정보나 달라진 주변 상황에 빠르게 적응하는 능력인 인지유연성을 방해한다. 사고과정에 지장을 줄 뿐만 아니라 사고에 이상이 생겼다는 점을 인지조차 못하도록 만든다는 연구 증거도 있다. 한 연구 내용을 살펴보면 수면이 부족한 참여자들의 경우 자신들의 기능에 아무런 문제가 없다고 여겼지만, 검사 결과 인지 능력이 현저히 저하한 것으로 나타났다.

다음 날 아침

일상생활에서는 수면 부족으로 인지 능력에 이상이 생겨도 사소한 불편함을 겪을 뿐이다. 그러나 때에 따라 날카롭고 정확한 판단력에 목숨이 좌우되는 상황이 발생하기도 한다. 미국의 우주왕복선 챌린저호가 발사 후 폭발로 지상으로 추락하면서 탑승하고 있던 우주비행사가 사망하는 사고가 발생했다. 공식 보고서에 따르면 주요 관리자들이 전날 밤 2시간도 채 자지 않은 것으로 조사되었다. 수면 부족에 아침 일찍 시작된 근무가 더해져 그릇된 의사 결정이라는 결과로 이어진 것이다.

신호를 잘못 읽다

잠이 부족한 사람은 세상을 바라보는 시각이 부정적이다. 한 연구에서 다양한 표정을 짓는 사람들의 이미지를 연달아 보여주었다. 충분히 휴식을 취한 참여자와 달리, 잠이 부족한 참여자는 지속적으로 더 부정적인 감정을 대답했다.

몸이 원활하게 기능하는 데 필요한 최소 수면 시간은 얼마일까?

필요한 기본 수면량은 사람마다 차이가 있다. 또한 나이, 건강 상태, 활동량, 스트레스 수준 등 여러 요소에 따라 달라진다.

성인은 일반적으로 하루에 7~9시간 정도 잠을 자야 몸과 마음이 수면 도중에만 일어나는 필수 생물학적 기능을 모두 수행할 수 있다. 며칠 동안 4시간만 자는 경우 심박수와 혈압, 기분, 그리고 기억력에 부정적인 영향을 미치는 것으로 나타났다. 수면량이 정상으로 돌아온 이후에는 부정적 영향이 사라졌다. 많은 사람들이 하루에 5~6시간만 자도 제 기능을 다하는 데 문제가 없다고 생각하지만, 사실 대부분 수면 부족 상태일 가능성이 크다.

나는 정말로 쇼트슬리퍼일까?

전 세계 인구 중 1% 미만에 해당하는 소수의 사람들은 독특한 유전자 코드 덕분에 적게 자도 일상 생활에 아무런 지장이 없다. 'DEC2'라고 이름 붙여진 유전자 변이는 잠에서 깨어나고 각성 상태를 유지하도록 돕는 오렉신이 더 쉽게 생성되도록 한다. 연구 결과를 살펴보면 이 돌연변이 유전자를 보유한 사람은 하루에 6시간만 자도 낮 동안 능률이 떨어지지 않는다. 또한 쇼트슬리퍼(short sleeper)의 가족에서 'ADRB1'이라는 희귀한 돌연변이 유전자가 발견되기도 했다. ADRB1은 수면/기상 주기에 영향을 미친다.

현재로서는 쉽고 간단하게 쇼트슬리퍼 유전자 여부를 확인할 수 있는 검사 자체가 없다. 평소 아침이 되면 매우 활동적이고 능률이 높은 편이며 개운한 느낌이 들고 친척들도 비슷한 성향을 보인다면, 선택 받은 자들 중 한 명일 수도 있다.

잠을 너무 많이 자는 건 아닐까?

약 2%의 사람들이 과수면증 증상을 보인다. 하루 수면량이 많게는 10~12시간인데도 낮 동안 졸음이 몰려오고 낮잠을 잔다. 과도한 수면의 원인은 매우 다양한데, 그중 일부는 유전자와 관련 있다. 처방 약물의 부작용 또는 우울증 증상일 수 있다. 야간 수면을 줄이거나 방해하는 특정 수면 장애의

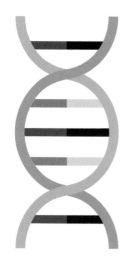

잠을 이기는 과학
2009년 '쇼트슬리퍼 유전자'가 최초 발견된 이후, 선천적으로 적게 자도록 만드는 돌연변이 유전자 두 가지가 추가로 확인되었다.

환자가 부족한 잠을 만회하기 위해 낮 시간을 침대에 누워서 보내는 경우도 있다.

연구마다 결과에 차이가 있는데, 늦잠을 자는 습관이 수면 부족만큼이나 건강에 해로울 수 있다는 증거도 있다. 늦잠과 수면 부족 둘 다 특정 건강 이상 상태의 위험을 높이는 것으로 보인다(아래 그림 참고).

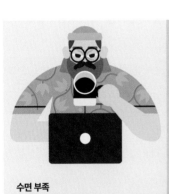

수면 부족

- 추리 능력이 저하한다
- 식욕과 과식으로 인해 비만 위험도가 증가한다
- 심장질환과 뇌졸중의 위험도가 증가한다
- 치매의 위험 요인일 수 있다

6시간
이하의 수면량

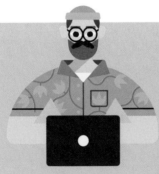

이상적인 수면량

- 여러 과학적 연구 결과를 토대로 볼 때, 대다수 성인이 신체적·정신적 건강을 유지하기 위해 필요한 최적 수면량은 7~9시간이다

7~9시간의
수면량

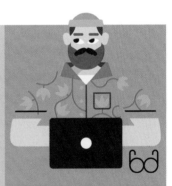

과다 수면

- 추론 능력이 저하한다
- 인지력 감퇴가 더 빨리 진행된다
- 심장질환과 뇌졸중의 위험도가 증가한다
- 치매의 조기 징후일 수 있다

9시간
이상의 수면량

마이크로 수면이란?

끝날 기미가 보이지 않는 지루한 회의실, 갑자기 머리가 한쪽으로 기울더니 정신이 번쩍 든다. 이처럼 짧게 지속되는 비자발적 무의식 상태를 가리켜 마이크로 수면이라고 부른다.

방금 경험한 일이 마이크로 수면이라는 점을 모르고 지나갈 수도 있다. 하지만 만약 연구에 참여 중이었다면, 감각의 전원이 꺼진 채 주변 환경에 반응하지 않는 수면 상태였다는 것을 뇌파 활동으로 명확하게 짚어냈을 것이다. 마이크로 수면 시 항상 눈을 감는 것은 아니다. 맞은 편에 앉은 사람의 눈빛이 흐릿하고 시선이 멍해 보인다면 마이크로 수면 중일 지도 모른다.

마이크로 수면의 원인은 무엇일까?

충분히 휴식한 상태일 때는 거의 하루 종일 수면 압력이 낮게 유지되고 '수면 스위치' 역시 꺼져 있다. 반면 잠이 부족하면 높아진 수면 압력이 언제든 최고점을 찍을 수 있다. 따분한 회의 도중 좋았을 때처럼 속도가 느려지는 것을 감지한 몸은 기회를 놓치지 않고 수면 스위치를 꺼버린다. 순간적으로 주변이 온통 어두워진다.

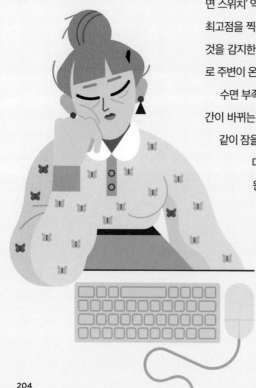

수면 부족은 마이크로 수면의 주요 원인이다. 특히 의료진처럼 근무 시간이 바뀌는 교대 근무자가 가장 취약하다. 기면증 또는 수면 무호흡증과 같이 잠을 방해하는 수면 장애 역시 관련이 있을 수 있다.

마이크로 수면을 멈추는 유일한 방법은 수면 부족의 근본적인 원인을 해결하는 것이다. 신생아를 돌봐야 하는 등 상황이 여의치 않을 때는 틈틈이 부족한 잠을 보충한다(아기가 잘 때 함께 낮잠을 잘 수 있다). 또한 건강에 장기적인 피해 없이 일시적인 수면의 가뭄 상태를 무사히 넘길 수 있다고 스스로를 안심시키는 것이 중요하다.

피곤한 상태에서의 운전은 얼마나 위험할까?

운전 중 자꾸만 눈이 감기는 경험을 해본 적이 있다면, 여러분만 그런 것이 아니다. 졸음운전은 예상외로 흔히 일어나며 사고의 주요 원인 중 하나이다.

졸음이 운전 실력에 미치는 영향은 약물이나 술에 취했을 때와 비슷하다. 판단력이 흐려지고 반응 속도가 느리며 심지어 위험 감지에 실패하기도 한다. 또한 졸음운전은 운전대를 잡은 상태에서 마이크로 수면에 빠질 위험을 높인다(204쪽 참고). 특히 단조로운 장거리 운전을 할 때 더욱 조심해야 한다. 아주 잠깐 동안 의식을 잃어도 위험한 결과로 이어질 수 있다. 한 가지만 기억하면 된다. 피곤한 상태에서는 절대 운전하지 않아야 한다!

나의 위험도는?

만성 수면 부족이나 수면 무호흡증, 교대 근무, 야간 운전 등은 졸음운전에 대한 위험도를 가장 높게 만든다. 단 하룻밤의 수면 부족이 각성 상태에 영향을 미치기도 한다. 몸이 피로할 때는 운전대를 잡기 전에 신중하게 고민해야 한다. 창문을 열거나 음악을 트는 것만으로는 졸음을 참기 힘들다. 다음 중 하나라도 경험하는 순간 바로 차를 멈추어야 한다.

20%

영국의 고속도로와 중앙 분리대가 있는 도로에서 일어난 사고 중 20%가 졸음과 관련이 있다.

운전 중 카페인 섭취

피로를 잠시나마 씻어줄 최고의 임시방편은 진한 커피를 마신 후 30분간 낮잠을 자는 것이다. 카페인 효과가 나타날 때까지 30분 정도 걸리므로, 낮잠에서 일어날 때쯤 커피 덕을 톡톡히 볼 수 있다.

- 하품
- 자꾸만 감기는 눈
- 집중력 저하
- 방향 전환을 지나침
- 차선을 벗어나거나 요철 구간에 진입함

충분히 쉬었다고 생각된 후에 다시 운전을 시작한다(왼쪽 참고). 여정을 중간에 멈추는 것이 불편하더라도 어쩔 수 없다. 졸음운전은 운전자뿐만 아니라 모든 사람의 목숨을 위협한다.

잠이 부족하면 알츠하이머병에 걸릴까?

수면이 알츠하이머병이나 치매를 예방할 수 있다는 과학적 증거들이 점점 더 많아지고 있다. 이를 교묘하게 부풀려 수면 부족이 알츠하이머병을 유발한다고 떠들어대는 언론 기사는 불필요한 불안만 키운다.

자극적인 기사의 시발점이 된 연구를 통해 신경 세포가 점진적으로 기능을 상실하는 신경퇴화 과정에서 베타 아밀로이드라는 단백질이 어떤 역할을 하는지가 밝혀졌다. 원래 베타 아밀로이드는 두뇌에 쌓이는데, 알츠하이머병 환자의 경우 그 양이 비정상적으로 많다. 축적된 베타 아밀로이드가 서로 뭉쳐 플라크(plaque)가 만들어지고, 이 플라크는 뇌 세포로 영양분이 공급되는 것을 방해한다. 그 결과 세포가 죽게 되고 신경퇴화가 일어나며 기억력이 감퇴한다. 해당 연구에서 잠을 설친 사람의 베타 아밀로이드 수치가 정상 수준보다 살짝 더 높다는 점이 발견되었다. 이를 토대로 연구진은 수면 부족과 알츠하이머병 사이에 연관성이 존재할 수 있다는 결론에 도달했다.

타우 단백질

좀 더 최근에 진행된 연구에서는 두뇌의 뉴런에서 볼 수 있는 또 다른 단백질인 타우가 수면과 알츠하이머병의 연관성에서 더 중요한 역할을 한다는 점이 밝혀졌다. 타우가 비정상적으로 응집되면 탱글(tangle)이 형성되는데, 알츠하이머병 환자의 두뇌에서 탱글이 발견된다. 수면 부족으로 인해 타우가 증가하는 것으로 보인다. 3단계 수면 도중 뇌는 뇌척수액 분비를 촉발한다. 뇌의 글림프계는 뇌척수액으로 노폐물을 씻어내는데, 이때 베타 아밀로이드와 타우도 함께 배출된다. 따라서 잠을 충분히 자지 못하면 이처럼 중요한 제거 과정이 원활하게 이루어질 수 없다. 단순히 베타 아밀로이드나 타우 수치가 높으면 알츠하이머병 발병 위험이 커지는 것인지는 아직 정확하지 않다. 관련 연구가 현재 진행 중이다. 확실한 점은 수면 부족은 알츠하이머병이라는 거대한 퍼즐의 한 조각에 불과하다는 사실이다.

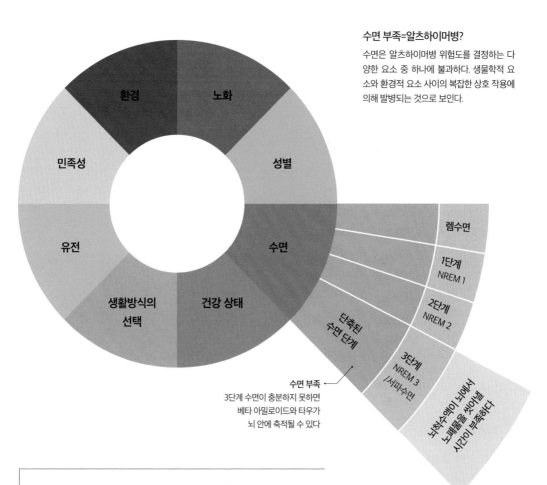

수면 부족=알츠하이머병?
수면은 알츠하이머병 위험도를 결정하는 다양한 요소 중 하나에 불과하다. 생물학적 요소와 환경적 요소 사이의 복잡한 상호 작용에 의해 발병되는 것으로 보인다.

수면 부족
3단계 수면이 충분하지 못하면 베타 아밀로이드와 타우가 뇌 안에 축적될 수 있다

판단하기에는 아직 이르다

· 주기적으로 잠이 부족하면 알츠하이머병에 걸릴 위험이 높다고 말하기엔 명확한 근거가 없다. 물론 잠을 잘 자면 전반적으로 건강에 이롭다. 또한 수면은 몸과 뇌가 노화 과정에 잘 대처하도록 돕는다.

· 수면과 알츠하이머병 사이의 연관성은 현재 활발하게 연구되고 있다. 대규모 연구 결과가 곧 발표되면 3단계 깊은 서파수면의 증가가 신경퇴화의 위험을 감소시키는지에 대한 답을 얻을 수 있을 것이다.

만성 스트레스는 수면에 어떤 영향을 미칠까?

스트레스는 사람마다 의미가 다르지만, 생물학적인 정의로는 몸이 비상 경계 태세에 돌입하게 만드는 특정 생리적 반응이다.

투쟁-도피 반응이라고도 부르는 신체의 스트레스 반응이란 잠재적 위협(스트레스원)에 반응해 교감신경계가 활성화되는 것을 말한다. 활성화된 교감신경계는 눈 앞의 위협에 반응하는 데 필요한 에너지와 집중력을 구비하기 위해 체내의 다양한 변화를 감독한다.

스트레스가 신체에 미치는 영향

운전 중 사고가 날 뻔한 순간은 단기 스트레스원인 반면 업무 마감일은 중기 스트레스원에 해당한다. 단기 스트레스와 중기 스트레스 둘 다 수면에 영향을 줄 가능성이 낮다. 그러나 스트레스원이 장기적으로 지속되는 경우에는 심각한 문제가 된다. 수면뿐만 아니라 전반적인 건강과 웰빙 모두 영향을 받기 때문이다.

스트레스 호르몬인 코르티솔은 수면/기상 주기에 있어 매우 필수적인 역할을 한다(26~27쪽 참고). 밤이 되면 저절로 체내 수치가 감소해 수면을 돕는다. 그리고 날이 밝으면 다시 상승해 잠에서 깨어나도록 유도한다. 그런데 몸이 계속 스트레스 상태에 놓이면 과다 분비된 코르티솔이 자연적 리듬을 무시하고 잠이 오는 것을 막는다. 그 결과 꼭 필요한 휴식과 회복 기능이 제대로 수행되지 않는다.

이 상태에서 겨우 잠들어도 코르티솔 수치가 이미 치솟은 채로 깨어난다. 독성 스트레스의 악순환 속에 갇혀버린 신체는 어쩔 도리 없이 조금씩 망가진다. 결국 면역체계가 흔들리고 소화 장애와 물질대사 장애, 나아가 심근경색의 위험도가 상승하는 등 신체적 문제가 나타난다. 그뿐만 아니라 불안과 우울증과 같은 정신적 문제로도 이어진다.

양질의 수면을 위해 스트레스를 관리하려면

잠을 잘 자려면 교감신경계를 진정시켜야 한다. 이때 부교감신경계가 핵심

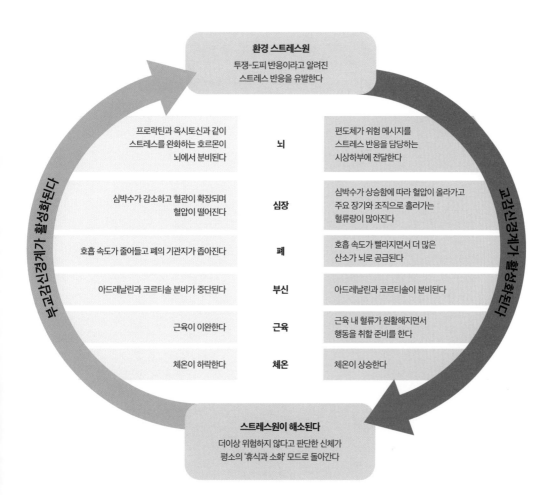

환경 스트레스원

투쟁-도피 반응이라고 알려진
스트레스 반응을 유발한다

부교감신경계가 활성화된다

프로락틴과 옥시토신과 같이 스트레스를 완화하는 호르몬이 뇌에서 분비된다	**뇌**
심박수가 감소하고 혈관이 확장되며 혈압이 떨어진다	**심장**
호흡 속도가 줄어들고 폐의 기관지가 좁아진다	**폐**
아드레날린과 코르티솔 분비가 중단된다	**부신**
근육이 이완한다	**근육**
체온이 하락한다	**체온**

교감신경계가 활성화된다

편도체가 위험 메시지를 스트레스 반응을 담당하는 시상하부에 전달한다

심박수가 상승함에 따라 혈압이 올라가고 주요 장기와 조직으로 흘러가는 혈류량이 많아진다

호흡 속도가 빨라지면서 더 많은 산소가 뇌로 공급된다

아드레날린과 코르티솔이 분비된다

근육 내 혈류가 원활해지면서 행동을 취할 준비를 한다

체온이 상승한다

스트레스원이 해소된다

더이상 위험하지 않다고 판단한 신체가
평소의 '휴식과 소화' 모드로 돌아간다

적인 역할을 한다. 부교감신경계는 스트레스를 받는 동안 상승한 코르티솔의 영향을 효과적으로 뒤집고 신체를 항상성 상태(일정하고 안정적인 체내 환경)로 되돌려 놓는다. 그 결과 비상 경계 상태에 갇히는 대신 교감신경계와 부교감신경계 사이를 넘나들 수 있다. 부교감신경계를 성공적으로 활성화시키는 방법을 터득하면 스트레스 반응을 다스리는 데 도움이 된다. 주요 테크닉으로는 긴장이완요법과 가볍고 약한 운동 등이 있다(124~125쪽과 112~113쪽 참고).

스트레스 반응

스트레스원에 의해 활성화된 교감신경계가 행동을 취하도록 준비시킨다. 스트레스원이 사라지고 나면 부교감신경계가 활성화되어 스트레스 반응을 진정시킨다. 스트레스원이 해소되지 않았다고 판단되면 경계 태세를 유지하는데, 이는 장기적으로 몸에 해롭다.

자다가 말하는
이유는 무엇일까?

사건수면이란 자는 동안 나타나는 다양한 이상행동을 가리키는 포괄적 용어이다. 잠꼬대는 흔히 볼 수 있는 사건수면이다.

잠꼬대에는 다양한 종류가 있다. 중얼거리거나 신음 소리를 내고 웃는 행동 모두 잠꼬대로 간주된다. 아무 단어나 소리치거나 완전한 문장을 말하기도 한다. 한 연구 결과에 따르면 잠꼬대를 할 때 가장 많이 사용되는 단어는 '안 돼'이다. 또 낮 시간에 비해 욕설이나 비속어를 사용하는 횟수가 800배 더 많다! 잠꼬대는 아이들에게서 더 흔하다. 대개 수면을 통제하는 두뇌 매커니즘이 발달함에 따라 잠꼬대를 하는 버릇이 자연스럽게 없어진다. 정확한 원인이 아직 밝혀지지 않았지만 남아와 여아 둘 다 비슷하게 나타나고, 어른의 경우 여성보다 남성에게서 더 흔히 볼 수 있다.

　사람들은 주로 강렬하고 감정적인 꿈의 결과가 잠꼬대라고 유추한다. 그러나 잠꼬대는 모든 수면 단계에서 일어난다.

걱정할 필요는 없다

잠꼬대 자체는 의학적으로 크게 중요하지 않고 딱히 치료도 필요 없다. 물론 배우자 입장에서는 타인의 잠꼬대가 문제일 수 있다. 한밤중에 아내나 남편이 중얼거리는 소리에 자다가 깼다면, 실리콘 귀마개가 도움이 될 수 있다. 방 안에 백색 소음 또는 핑크 노이즈 기계나 선풍기를 준비하는 것도 좋다.

　성인의 잠꼬대를 유발하는 주요 요인에는 스트레스, 불안, 우울증, 수면 부족, 카페인 섭취, 음주, 일부 약물 등이 포함된다. 수면 무호흡증처럼 수면과 관련된 좀 더 심각한 질환과 동반되기도 한다. 나아가 잠꼬대는 유전되는 경향이 있다.

　잠꼬대 도중 나도 모르게 가장 은밀하고 어두운 비밀을 내뱉을까 걱정될 수도 있다. 과학적으로도 법적으로도 잠꼬대는 의식적이고 합리적인 사고의 결과물이라고 간주되지 않는다.

" "
10세 이하
어린이 중 약
50%가 잠꼬대를
하는 반면, 성인은
5%에 그친다.

자다가 걸어 다니는 이유는 무엇일까?

어린이 중

17%가

주기적으로
몽유병 증상을
보인다.

몽유병 역시 또 다른 사건수면이다. 잠꼬대와 마찬가지로 남녀노소 가리지 않고 증상이 나타날 수 있지만 아이들에게서 훨씬 더 흔하다.

다양한 행동이 몽유병의 범주에 속한다. 잘 알려진 증상인 주변을 돌아다니는 것부터 옷을 갈아입는 사람도 있다. 가구를 이리저리 옮기거나 성관계를 갖기도 하고 심지어 운전을 시도하는 경우도 있다! 증상이 나타나면 몇 초부터 30분 정도까지 지속된다.

몽유병의 원인은 아직 정확하게 알려지지 않았다. 확실한 것은 주로 잠이 든 후로 두세 시간 안에 증상이 발현한다는 사실이다. 즉 가장 깊은 수면 단계로 진입하는 시점이기도 하다. 잠꼬대와 마찬가지로 몽유병도 꿈을 현실에서 재현한 형태라고 보기 어렵다. 몽유병을 유발하는 요인으로 스트레스, 음주, 신체적 또는 정신적 질환, 수면 부족, 불규칙적인 수면 일정 등이 있으며 유전되는 것이 특징이다. 다른 사건수면의 원인도 이와 비슷하다. 치료 방법은 없지만 나이가 들수록 증상이 발현하는 횟수가 줄어든다. 성인의 경우 2~4%만이 주기적으로 몽유병 증상을 보인다. 시간이 갈수록 깊은 수면이 줄어들기 때문일 수도 있다.

안전한 몽유병을 위해

몽유병은 건강에 직접적인 위험을 가하지 않지만, 대개 스스로 위험한 상황을 자처하므로 조심해야 한다. 연구 결과에 따르면 몽유병 환자는 고통을 느끼지 않는다고 한다. 다친 후에도 잠든 상태에서 몽유병 행동을 지속하는 것으로 나타났다.

나 혹은 같이 사는 사람이 몽유병 증상을 보인다면, 사고의 위험을 줄이는 방법을 찾아보자. 몽유병 환자를 깨우면 위험하다는 말은 근거 없는 주장이다. 오히려 부드럽게 깨워 안심시킨 후 다시 침대로 안내하는 것이 가장 안전하다.

밤에 자꾸만 먹는 이유는 무엇일까?

아침에 일어나니 주변에 음식 포장지가 널려있다. 왜 이런 일이 벌어졌는지 전혀 기억나지 않는다. 또는 야식을 먹어야만 잠이 오는 지옥에 빠져버렸다. 비교적 드물지만 증상이 무엇이든 수면 섭식 장애는 매우 고통스러운 질병이다.

야간 수면 관련 섭식 장애(Nocturnal Sleep-Related Eating Disorder, NSRED)와 야식 증후군(Night Eating Syndrome, NES)은 두 가지 모두 주요 수면 섭식 장애이다. 몇몇 전문가는 이러한 증상을 섭식 장애로 분류하는 반면, 사건수면(이상 행동이 동반되는 수면 장애)으로 보거나 둘 다에 해당한다는 의견도 있다. 어느 쪽이든 야간 수면 관련 섭식 장애와 야식 증후군은 혼자 힘으로 극복하기 어려우며 전문적인 진단과 치료가 필요하다.

야간 수면 관련 섭식 장애

무의식 상태인 것으로 보이는 사람이 스스로 음식과 마실 것을 준비하고 먹기까지 한다는 것이 말도 안되는 이야기처럼 들릴 수 있다. 하지만 이는 야간 수면 관련 섭식 장애 환자에게는 친숙한 현실이다. 여성에게서 더 흔히 나타나며 일어난 후에는 본인의 행동을 아예 기억하지 못하거나 일부만 기억한다. 비만과 제2형 당뇨 위험 외에도 요리하는 동안 부상을 입을 수 있다. 알레르기 반응을 보이거나 부적절하고 해로운 음식을 먹다 목이 막히기도 한다. 야간 수면 관련 섭식 장애의 원인으로 특정 약물 복용, 다른 수면 장애, 기분 장애, 수면 부족 등이 포함된다. 식욕을 억제하는 호르몬인 렙틴이 자는 동안 원활하게 분비되지 않는다는 의미일 수도 있다(86~87쪽 참고).

" "

성인 중 **1~3%**가 수면 섭식 장애가 있는 것으로 추정된다.

야식 증후군

대개 저녁과 취침 전에 많이 먹어야 한다는 강박관념에 시달린다. 그리고
는 한밤중에 잠에서 깨면 다시 음식을 먹어야 잠들 수 있다. 학생처럼 규칙
적인 식습관을 지키지 않는 사람에게서 더 흔한 것으로 보인다. 또는 생활
양식이 엄청나게 힘들거나 하루 종일 아무 것도 먹지 않고 일하는 경우에
도 취약하다. 속성 다이어트에 대한 반응일 수도 있다. 몸이 뇌에게 음식을
달라고 긴급하게 신호를 보낸 결과, 수면을 고려하면 하루 중 최악의 시간
에 과식하는 것이다.

　　야식 증후군 환자는 대개 과체중이다. 우울증이나 약물 남용, 부정적인
자아상 등의 문제를 동시에 겪는 경우가 많다. 야간 수면 관련 섭식 장애와
마찬가지로 여성에게서 더 흔하게 나타난다.

치료를 받으려면

수면 섭식 장애가 있는 사람들은 도움을 구하는 것을 꺼리는 경향이 있다.
마음을 먹기까지 수년이 걸리기도 한다. 수치심이나 평가 받을지도 모른다
는 생각, 또는 내 이야기를 믿지 않을 것이라는 두려움 때문이다. 장기적으
로 볼 때 이러한 장애는 불안과 우울증, 또는 체중과 관련된 건강 문제로 이
어질 수 있다. 따라서 병원을 찾는 것이 매우 중요하다. 적절한 치료가 뒷받
침되면 극복 가능한 증상들이다. 경우에 따라 약물이나 생활양식의 변화가
도움이 된다. 치료사와의 상담을 통해 증상을 더욱 악화시키는 근본적인
원인을 들여다보는 것도 좋은 방법이다.

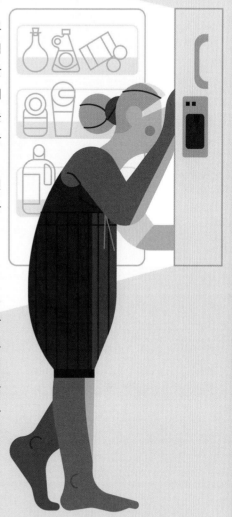

한밤중에 찾아오는 배고픔
야식 증후군의 경우, 먹고 싶은 충동이 서서
히 쌓이다가 취침 직전에 가장 높게 치솟는
다. 대개 기분이 좋지 않고 불안이 심해진다.
그리고 아침이 되면 식욕이 떨어진다.

수면 부족이
성생활을 망치고
있을까?

배우자와의 성관계가 원하는 만큼 활발하지 않다면, 수면 습관을 재검토해야 할지도 모른다.

수면과 성관계는 밀접하게 연결되어 있다. 성관계는 효과가 좋은 운동으로 심리적 스트레스를 완화한다. 또한 '행복' 호르몬인 엔도르핀과 긴장이완에 도움이 되는 호르몬의 분비를 촉진한다. 서로 교감하며 유대감을 쌓는 기회이기도 하다. 그런데 잠을 잘 자야 성관계를 하고 싶은 마음이 더 생긴다. 아무리 뜨거운 열정도 탈진 앞에서는 차갑게 식는다. 잠이 부족하면 성관계는커녕 힘이 없어 아무것도 하고 싶지 않다. 수면 압력(24~25쪽 참고)은 신체가 성관계 대신 잠을 선택하도록 만든다. 연구 결과에 따르면 폐쇄성 수면 무호흡증과 같은 특정 수면 장애가 발기 부전이나 성욕 감퇴와 관련 있다고 한다.

피로 역시 성욕과 연관 있는 테스토스테론과 에스트로겐 호르몬 분비를 방해한다. 한 연구에서 건강한 남성이 일주일 동안 매일 5시간을 잤더니 테스토스테론 수치가 10~15% 감소한 것으로 나타났다.

잠이 부족하면 스트레스 호르몬인 코르티솔 수치가 상승한다. 투쟁-도피 스트레스 반응이 생식기로 향하는 혈액을 막기 때문에 성욕이 줄어들고

호르몬과 성욕

잠을 잘 못 잔 다음 날, 스트레스 호르몬 수치는 높은 반면 성호르몬의 수치는 낮게 유지된다. 성관계가 고려될 가능성은 희박하다. 반면 숙면을 취하고 난 후에는 호르몬의 도움을 받아 성욕이 증가한다. 또한 기분이 좋은 상태이므로 성관계와 같이 친밀한 행위를 더 원하게 된다.

일러두기
⬤ 코르티솔
⬤ 테스토스테론

1일차

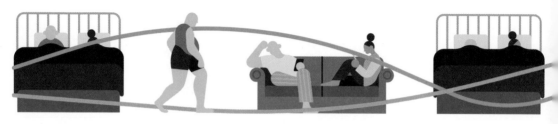

잠을 설친다 | 피로가 예민함과 스트레스를 유발한다 | 커플이 함께 교감을 나눌 가능성이 낮다 | 둘 다 성관계를 원하지 않는다

발기 부전이 나타날 수 있다. 한 연구 결과를 살펴보면 여성의 체내 코르티솔 수치가 올라가자 성욕과 흥분이 떨어졌다.

다시 균형을 맞추려면

다행히 잠을 더 많이 자는 것만으로도 성생활에 활력을 불어넣을 수 있다. 한 연구의 경우 참여자가 1시간 더 잘 때마다 다음 날 관계를 맺을 가능성이 14% 증가했다. 수면과 성생활 사이의 균형을 바로 잡기 위해 다음을 참고해보자.

• 매일 '긴장을 푸는 시간'을 만든다: 취침 전 1시간 정도 배우자와 함께 편안하게 쉬며 교감을 나눈다. 성관계가 목적이 아니다. 긴장을 풀면서 친밀감을 쌓는 것이 핵심이다. 둘 다 정신적으로도 육체적으로도 탈진한 상태라면 20분 정도 가벼운 요가 또는 스트레칭을 한다. 꺼져가는 체력을 끌어올리고 몸에 다시 집중할 수 있다.

• 스마트폰은 침실 밖에 둔다: 긴장을 푸는 시간을 갖기 전에 디지털 기기의 전원을 끈다. 스마트폰은 항상 침실 밖에 두는 것이 좋다.

각방을 쓰는 이유

연구 결과에 따르면 수면 장애와 애정에 문제가 생기는 시기가 겹친다고 한다. 몇몇 커플은 오히려 각자 다른 방에서 자는 것이 성생활에 도움이 된다고 말한다. 맞춤형 수면 공간 안에서 양질의 잠을 충분히 잘 수 있기 때문에 서로 간의 갈등이 줄어든다. 배우자 방에서의 데이트가 설렘과 흥분을 느끼게 한다는 커플도 있다.

2일차

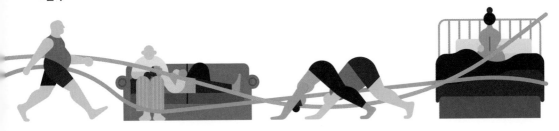

잠을 충분히 자고 나면 생기가 돌고 기분이 좋다

커플이 함께 휴식을 취하며 교감을 나눈다

취침 전 가볍게 운동한다

서로와의 성관계를 원한다

내가 시각 장애인이라서 수면 장애를 겪는 것일까?

전 세계적으로 약 2억 8,500만 명의 사람들이 시각 장애에 해당하는 증상을 가지고 있다. 그중 많은 사람들이 심각한 수면 문제를 호소한다.

24시간 기준의 수면/기상 주기는 빛에 의해 조절된다. 때문에 시각 장애는 수면의 양과 질에 영향을 미칠 수 있다. 흔히 실명이 곧 완전한 어둠이라고 생각하는데, 이는 잘못된 정보이다. 실제로 수많은 시각 장애인과 약시인 사람들이 어느 정도 빛을 감지할 수 있으며, 이를 통해 24시간 기준의 낮과 밤으로 이루어진 자연적 주기에 맞춰 일주기리듬을 조정한다.

변동 가능한 주기

시각 장애인 중 약 10%는 빛을 전혀 감지하지 못한다. 뇌에 신호를 보내 24시간 주기를 조절하도록 돕는 망막의 광수용기가 활성화되지 않기 때문이다. 따라서 이들은 '비-24시간 수면-기상 장애(Non-24-Hour Sleep-Wake Disorder, Non-24)'라고 부르는 질환에 대한 위험도가 높다. 생체시계가 하루 24시간을 기준으로 돌아가는 대신, '자유 작동' 모드에 돌입한다. 자연적 일주기리듬의 기준이 24시간보다 길 경우, 오늘은 자정에 잠이 오지만 내일은 더 늦게 취침하는 식의 패턴이 반복된다. 제멋대로인 취침 시간에도 불구하고 정해진 시간에 기상해야 한다면, 수면 부족 상태가 장기간 지속된다. 이는 곧 수면량 감소, 수면의 질 하락, 주간과다졸림증, 심지어 폐쇄성 수면 무호흡증으로 이어질 수 있다. 비-24시간 수면-기상 장애가 있는 사람의 일주기리듬은 대개 23.8~25시간 사이이다.

시력을 완전히 잃은 사람들 중 70%가 비-24시간 수면-기상 장애를 가지고 있다. 부분적으로 시력을 잃은 사람들 역시 해당 증상을 보일 수 있다. 장기적으로 교대 근무를 하는 사람도 주의해야 한다. 비-24시간 수면-기상 장애를 관리하고 치료하는 방법에 대해 의사와 상의해보자. 멜라토닌 치료법이 증상 완화에 효과적일 수 있다. 반드시 수면 전문가의 처방을 받아 개인의 상황에 맞는 치료를 진행해야 한다.

일반적인 24-시간 수면 패턴

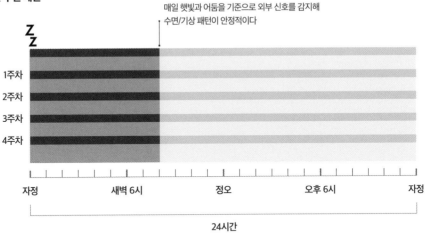

매일 햇빛과 어둠을 기준으로 외부 신호를 감지해
수면/기상 패턴이 안정적이다

1주차
2주차
3주차
4주차

자정　　　　새벽 6시　　　　정오　　　　오후 6시　　　　자정

24시간

비-24시간 수면 패턴

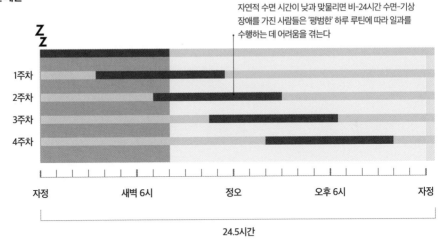

자연적 수면 시간이 낮과 맞물리면 비-24시간 수면-기상
장애를 가진 사람들은 '평범한' 하루 루틴에 따라 일과를
수행하는 데 어려움을 겪는다

1주차
2주차
3주차
4주차

자정　　　　새벽 6시　　　　정오　　　　오후 6시　　　　자정

24.5시간

수면 패턴을 바꾸려면

빛을 감지할 수 있는 시각 장애인이라면 일주기리듬이 24시간 기준의 낮-밤 주기에 맞
춰 설정되고, 취침 시간과 기상 시간이 일정하게 유지된다(위에 있는 도표 참고). 반면 생체
시계가 24시간보다 긴 경우(아래에 있는 도표 참고), 매일 졸음을 느끼는 시간이 조금씩 뒤
로 늦춰진다. 시간이 지날수록 자연적 수면 시간이 뒤로 밀리다가 결국 시계를 따라 한
바퀴 회전한다.

일러두기

■ 자연적 수면 시간

■ 자연적 기상 시간

용어설명

가바 신체의 스트레스 반응을 진정시키는 신경전달물질이다.

교감신경계 자율신경계의 한 축으로 신체의 스트레스 반응을 조절한다.

기면증 신경 질환의 일종으로, 갑자기 일시적인 무의식 상태에 빠진다.

기억 강화 뇌가 최근 경험한 일을 처리한 다음, 나중에 다시 불러올 수 있도록 장기 기억으로 이동하는 과정을 가리킨다.

깊은 수면/서파수면 가장 느린 뇌파가 감지되는 3단계(NREM 3) 수면으로, 쉽게 깨지 않는다. 신체의 회복 및 재생 과정이 일어난다.

뇌파 뇌가 활동하면서 발생하는 전파를 말한다. 의식 상태 또는 수면 단계에 따라 뇌파의 속도와 진폭이 달라진다.

대뇌변연계 감정적 반응을 담당하는 뇌 영역이다.

렘수면 깨어있을 때와 비슷한 상태로 뇌가 활성화되는 수면 단계를 가리킨다. 꿈을 꾸거나 기억이 강화(기억 응고화)된다.

렘수면 반동 현상 수면 부족 후 나타나는 현상으로, 평소 수면 패턴을 유지하기 위해 렘수면이 더욱 오래 지속된다.

마이크로 수면 짧게 지속되는 비자발적 무의식 상태를 말한다.

멜라토닌 솔방울샘에서 자연적으로 분비되는 호르몬으로 수면 욕구를 자극한다.

부교감신경계 자율신경계의 한 축으로 스트레스 요인이나 위협이 제거된 후 신체의 스트레스 반응을 진정시킨다.

불면증 수면 장애의 일종이다. 불면증 환자는 잠이 들거나 잠든 상태를 유지하는 데 어려움을 겪는다. 밤 사이 자주 깨거나 평소 기상 시간보다 일찍 일어나는 것도 증상에 포함된다.

불면증 인지행동치료 수면을 방해하는 문제적 행동과 생각을 파악하고 극복하는 데 목적을 둔 체계적인 치료 방법이다.

비렘수면 1~3단계까지의 수면을 포함한다. 단계가 진행될수록 더욱 깊은 수면에 빠진다.

사건수면 몽유병과 같이 수면 도중 또는 아직 잠이 덜 깬 상태에서 관찰되는 이상 행동을 포괄적으로 가리키는 용어이다.

세로토닌 기분을 조절하는 데 영향을 주는 호르몬이다. 멜라토닌 생성에 반드시 필요하다.

솔방울샘 멜라토닌을 생성하고 그 외 다양한 호르몬 분비를 조절한다.

수면 단계 수면은 총 4단계로 구분된다. 그중 1~3단계는 비렘(NREM) 수면에 속하고, 마지막 4단계는 렘(REM) 수면이다. 수면 단계마다 고유의 뇌파가 관찰된다.

수면 부채 필요한 수면량과 실제 수면량 사이의 차이를 말한다.

수면 압력 '수면 충동' 또는 '수면 욕구'라고도 말한다. 낮 동안 수면을 유도하는 물질이 뇌에 축적됨에 따라 수면 압력이 상승한다. 높아진 수면 압력은 잠을 자야만 해소할 수 있다.

수면 위생 수면의 질을 개선하기 위한 행동 습관 또는 필요한 환경을 가리킨다.

수면 주기 수면의 4단계를 모두 거치면 수면 주기가 한 번 완성된다. 대부분의 사람들은 밤 사이에 4~5회의 수면 주기를 경험한다.

수면 효율성 침대에서 보내는 시간과 수면 시간 사이의 차이를 말한다.

수면/기상 주기 24시간에 걸쳐 수면 상태에서 기상 상태를 오가는 주기를 말한다.

수면놀람증 잠이 드는 과정에서 무의식적으로 다리 근육이 수축하는 현상을 말한다.

수면무력증 깊은 수면(서파수면) 또는 렘수면 도중 잠에서 깰 때 정신이 혼미한 상태를 말한다.

스트레스 반응 '투쟁-도피 반응'이라고도 부른다. 위협을 감지한 후 몸에서 나타나는 일련의 생리학적 변화를 가리킨다.

시교차 상핵 여러 신체 기능의 타이밍을 조절하는 우리 몸의 기준시계이다. 시상하부 내에 위치한다.

시상하부 뇌에서 차지하는 크기는 작지만 신체 리듬과 호르몬 분비를 조절하는 영역이다.

신경전달물질 뇌 속 신경세포 사이에서 정보를 전달하는 화학적 신호물질을 말한다.

아데노신 뇌에서 분비되는 신경전달물질로 수면 욕구를 느끼도록 한다. 깨어 있는 시간이 길수록 아데노신 수치가 올라간다.

얕은 수면 1단계(NREM 1) 수면과 2단계(NREM 2) 수면을 말하는데, 다른 수면 단계에 비해 쉽게 잠에서 깬다.

일주기리듬 선천적인 체내 생체시계이다. 24시간에 걸쳐 일어나는 다양한 생물학적 반응과 행동의 타이밍을 조절한다.

주간과다졸림증 과다 수면, 과면증, 수면 과잉 등으로도 알려져 있다. 낮 동안 장시간 잠을 자거나 반복적으로 졸음을 느끼는 증상을 보인다.

차이트게버 일주기리듬을 조절, 재설정, 또는 방해하는 외부 신호를 말한다. 햇빛이나 식사 시간 등이 있다.

코르티솔 각성 반응을 유발하는 스트레스 호르몬이다. 아침에 가장 많이 분비되어 기상을 돕는다.

크로노타입 유전자에 의해 결정되는 개개인의 일주기리듬으로, 크로노타입에 따라 주로 잠드는 시간과 일어나는 시간이 정해진다.

폐쇄성 수면 무호흡증 기도가 반복적으로 막히는 수면 장애로, 숨을 쉬지 못하거나 호흡이 거칠어진다.

호르몬 혈류를 타고 이동하는 화학물질로 특정 신체 기능을 활성화한다.

찾아보기

CREDITS

91 Leproult, R., Van Cauter, E., Effect of 1 Week of Sleep Restriction on Testosterone Levels in Young Healthy Men. JAMA 2011 Jun 1; 305(21): 2173–2174; DOI: 10.1001/jama.2011.710

92 Finan, P. H., Goodin, B. R., & Smith, M. T. (2013). The association of sleep and pain: an update and a path forward. The journal of pain : official journal of the American Pain Society, Dec 2013; 14(12), 1539–1552. DOI: 10.1016/j.jpain.2013.08.007

101 Erland LA, Saxena PK. Melatonin Natural Health Products and Supplements: Presence of Serotonin and Significant Variability of Melatonin Content. J Clin Sleep Med. 2017 Feb 15;13(2):275-281. DOI: 10.5664/jcsm.6462

116–117 Raphael Vallat, Postdoctoral fellow Walker Lab, UC Berkeley; The Science of Dream Recall, July 2019; raphaelvallat.com/dreamrecall.html

135 Maren J. Cordi, Angelika A. Schlarb, Björn Rasch. Deepening Sleep by Hypnotic Suggestion. SLEEP, 2014; DOI: 10.5665/sleep.3778W

SOURCE MATERIAL

To access a comprehensive list of source materials, studies, and research supporting the text in this book, please visit: **www.dk.com/science-of-sleep-biblio**

지은이 _ 헤더 다월-스미스

헤더 다월-스미스는 자격을 갖춘 전문 심리치료사가 되기 위해 디자인 관련 경력을 그만두고, 상담 및 심리치료와 불면증 인지행동치료 훈련 학위증을 취득했다. 현재 영국 옥스퍼드대학교에서 수면과학 석사 학위를 이수 중에 있다. 저자는 웰빙의 비결은 숙면에 있다고 믿는다. 런던 수면센터에서 수면 심리치료사로 일하며 실력을 인정 받은 저자는 옥스퍼드 지역에서 심리치료 클리닉을 운영하고 있으며 인터넷으로도 상담을 진행하고 있다.

옮긴이 _ 김은지

미국에서 고등학교 졸업 후 워싱턴 대학교 경영학과를 졸업했다. 현재 번역에이전시 엔터스코리아에서 출판 기획 및 전문 번역가로 활동하고 있다. 옮긴 책으로는 『타인의 속마음에 닿는 대화』, 『네이티브도 헷갈리는 영어 습관』, 『일본 온천 순례』 등이 있다.

감사의 말

존경하는 동료이자 친구인 페트라 호커 박사는 내 아이디어를 듣고는 매우 흥미로운 주제이니 책을 써보라고 제안했다. 놀랍게도 DK 출판에서도 동의해주었다. 책을 쓸 기회를 준 돈 헨더슨과 로나 스킨에게 진심으로 감사의 말을 전한다. 특히 로나는 의심할 여지 없는 슈퍼스타이다. 편집자 에이미 론고스 역시 기적을 만들어냈다. 디자이너 앨리슨 가드너와 일러스트레이터 오웬 다비는 내가 쓴 글에 시각적 생기를 불어넣는 작업을 아주 멋지게 해냈다. 런던 수면센터의 동료들인 이샤드 에브라힘 박, 카리나 파텔 박사, 스티비 윌리엄스, 로지 머스그레이브, 그리고 헤일리 페드릭에게도 감사의 말을 전한다. 나의 함께 일하는 임상 감독관 자넷 크로프트는 언제나 변함없는 지지를 아끼지 않았다. 이 기회를 빌어 감사의 마음을 전하고 싶다. 또한 수면 과학 분야에서 많은 도움을 준 수많은 이들에게도 정말 감사하다. 내 질문에 최선을 다해 답해 준 제시 쿡, 제이드 우 박사, 크리스천 베네딕트 박사, 소피아 페레이라, 앨리슨 G. 하비 교수에게 감사의 말을 전한다. 또한 이 책을 집필하는 동안 중요한 역할을 해주었고 내가 계속할 수 있도록 용기를 북돋아 준 로빈 다월-스미스 박사, 피터 길리버 박사, 안나 멘지스, 로나 엘리, 데이비트 야피, 레이첼 우드 박사, 리사 그린, 그리고 지니스 프리먼에게 무한한 감사의 마음을 보낸다.

마지막으로 팀과 해리에게 다음의 말을 전하고자 한다. 내가 한 모든 일들은 두 사람의 끝을 모르는 애정과 지지가 없었다면 불가능했을 것이다. 우리가 함께하는 삶이라는 여정에서 또 하나의 멋진 모험이 되었다.

일러두기